DES

OPÉRATIONS APPLICABLES

AU

BEC-DE-LIÈVRE COMPLIQUÉ

PAR

Frédéric COURMONT,

Docteur en médecine de la Faculté de Paris.

PARIS

V. ADRIEN DELAHAYE ET C°, LIBRAIRES-ÉDITEURS,

PLACE DE L'ÉCOLE-DE-MÉDECINE.

1875

DES OPÉRATIONS APPLICABLES.

AU

BEC-DE-LIÈVRE COMPLIQUÉ

DES

OPÉRATIONS APPLICABLES

AU

BEC-DE-LIÈVRE COMPLIQUÉ

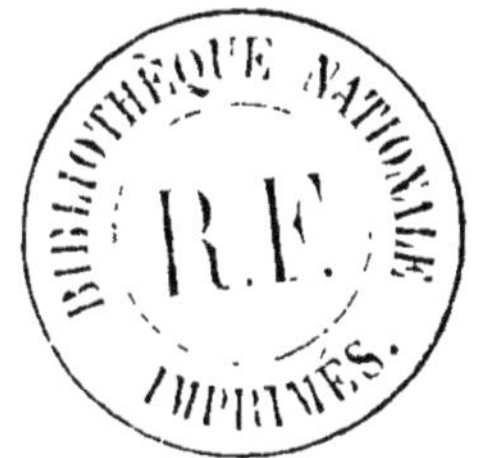

PAR

Frédéric COURMONT,

Docteur en médecine de la Faculté de Paris.

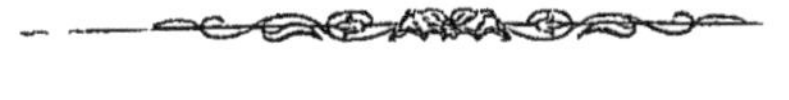

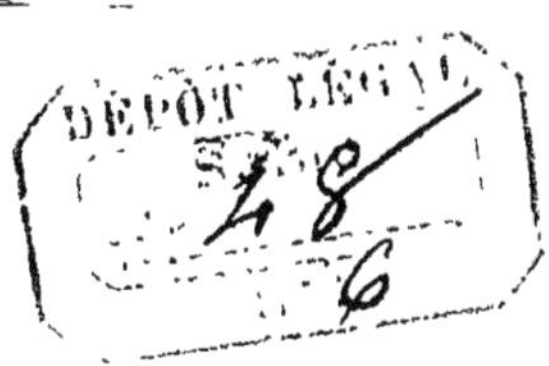

PARIS

V. ADRIEN DELAHAYE ET Cᵉ, LIBRAIRES-ÉDITEURS,

PLACE DE L'ÉCOLE-DE-MÉDECINE.

1875

DES OPÉRATIONS APPLICABLES

AU

BEC-DE-LIÈVRE COMPLIQUÉ

On ne saurait étudier les différentes questions qui se rattachent à la difformité connue sous le nom de bec-de-lièvre sans remarquer combien les auteurs paraissent peu fixés sur le sens de cette expression : bec-de-lièvre compliqué.

Il serait facile d'appuyer cette remarque sur des citations, mais elles montreraient surtout les divergences des chirurgiens cités. C'est en lisant, et surtout en lisant les discussions scientifiques, qu'on se rend bien compte de cette imperfection de la langue chirurgicale, et de la fâcheuse confusion qui en résulte. On ne peut du reste s'en étonner. Selon qu'on considère le bec-de-lièvre compliqué au point de vue de l'anatomie pathologique ou au point de vue de la médecine opératoire et de la clinique, la question est toute différente.

Supposons, par exemple, un cas de bec-de-lièvre avec division du voile, encoche du bord alvéolaire: voilà certainement pour l'anatomiste un cas compliqué ; il ne l'est pourtant pas pour le chirurgien. L'opération qu'il réclame est celle du bec-de-lièvre simple, et, chose importante, dans les mêmes conditions d'âge.

Certains chirurgiens d'expérience ont bien vu cette différence, et ont tenté de fixer par un caractère la limite du compliqué et du simple. C'est ainsi qu'au commencement des discussions de 1856, à la Société de chirurgie, M. Denonvilliers a proposé la saillie du tubercule intermaxillaire et l'encoche du bord alvéolaire comme signes distinctifs du bec-de-lièvre compliqué.

Mais, d'autres membres de la Société ont paru moins frappé de la nécessité de préciser cette distinction, et les efforts de M. Denonvilliers sont restés sans grand résultat. On a continué à se contredire et surtout à ne pas s'entendre.

Nous croyons qu'il faut regarder un bec-de-lièvre comme compliqué, du moment où les parties inférieures de la face présentent, en même temps qu'une fissure labiale, une autre lésion quelconque, mais de même origine. En d'autres termes; la division du voile du palais ou de la voûte, la fissure de l'arcade alvéolaire et son irrégularité, l'atrophie de la lèvre supérieure, son accollement au maxillaire; enfin et surtout, la proéminence des os incisifs, sont des complications du bec-de-lièvre.

Cette détermination du sujet, qui s'impose à notre esprit comme la plus naturelle et la plus nette, nous conduit à considérer comme opérations applicables au bec-de-lièvre compliqué, la staphylorrhaphie et l'uranoplastie, aussi bien que la suppression du tubercule intermaxillaire, et toutes les manœuvres opératoires qui ont pour but d'en modifier la situation.

Mais, si l'on veut bien considérer que les auteurs qui

s'en sont occupés les ont constamment considérées comme des opérations distinctes, et que l'uranoplastie au moins a été à ce titre l'objet de bonnes monographies ;

Qu'elles ne peuvent être entreprises en même temps que les opérations qui se pratiquent sur les difformités de la face, nous voulons dire sur les lèvres et sur le tubercule incisif ;

Que surtout bien différentes en cela de ces dernières, elles ne s'appliquent point exclusivement aux complications ordinaires du bec-de-lièvre, mais qu'elles sont réclamées par des lésions d'origine très-différente ; on comprendra que nous ayons cru pouvoir restreindre notre étude, aux opérations qui se pratiquent sur le tubercule intermaxillaire, et qui ont pour but de le supprimer ou d'en corriger la position, — accessoirement, à la suture des lèvres.

Cela posé, remarquons que l'ensemble des lésions déjà énumérées comme les complications les plus ordinaires du bec-de-lièvre, correspondent à trois genres de difformité, à trois formes cliniques bien distinctes, qui sont, du reste simplement, trois degrés de la lésion.

Tantôt la fissure labiale, alors ordinairement unique, coïncide avec une division plus ou moins profonde du voile du palais ; il peut même exister avec cela une fissure du bord alvéolaire et de la voûte.

Ce qui caractérise surtout ce *premier genre*, c'est que la difformité constituée par des fissures ou solutions de continuité, ne va pas jusqu'à la déformation.

Dans une seconde forme, qui est en même temps un degré plus avancé de la maladie, on trouve toutes les lésions précédentes : fissure labiale, du bord alvéolaire, de la voûte, du voile. Mais l'arcade alvéolaire n'est plus seulement interrompue par une division ; elle est difforme. Le tubercule intermaxillaire, soudé d'un côté, est proéminent de l'autre, et même il n'est pas rare que la partie du maxillaire qui forme le bord externe de la fissure, soit projetée en avant. C'est notre *deuxième genre*.

D'autres fois enfin, la division labiale est double ; le tubercule incisif, très-proéminent sur le plan de l'arcade alvéolaire, est comme suspendu à l'extrémité du nez. Il est vertical ou même oblique en bas et en avant. Le tubercule médian, c'est-à-dire le prolongement du bourgeon frontal, le recouvre. Il y a division complète de la voûte et du voile, ou même atrophie de ce dernier organe. C'est ce que nous appelons bec-de-lièvre compliqué du *troisième genre*.

Or, de ces trois formes de la lésion, la première n'a presque pas à nous occuper. S'il est vrai qu'en théorie la division du voile du palais soit une complication de la division de la lèvre supérieure ; en pratique, c'est-à-dire au point de vue de la médecine opératoire, un sujet atteint de cette difformité ne diffère guère d'un sujet qui, atteint de bec-de-lièvre simple, présenterait en même temps une division du voile d'origine différente. C'est un cas qui réclame à la naissance l'opération du bec-de-lièvre simple, et plus tard une staphylorraphie.

La deuxième de ces formes est relativement rare ; sa bibliographie est encore assez restreinte. Elle devra pourtant nous occuper.

La troisième, au contraire, caractérisée surtout par la saillie de l'os intermaxillaire, est beaucoup plus fréquente et plus grave. C'est d'elle qu'il a été si souvent et si longuement question dans les sociétés savantes et dans les recueils ; c'est pour des cas de ce genre que les chirurgiens ont multiplié les procédés, et c'est à eux que s'appliquent les discussions sans cesse renouvelées sur la question de savoir s'il convient d'opérer à la naissance ou plus tard. On peut la considérer comme le type classique de la difformité qui nous occupe, et l'étude des opérations qui lui conviennent est presque tout notre sujet.

Le chirurgien à qui l'on présente un nouveau sujet atteint de bec-de-lièvre compliqué, peut se trouver aux prises avec diverses difficultés. Qu'elles viennent de l'insuffisance des lèvres, de leur accollement aux maxillaires, de la division de la voûte palatine et du voile, de la difficulté d'alimenter l'enfant, etc., mais ce qui les domine toutes, c'est la question du parti à prendre pour remédier à la saillie du tubercule incisif. Le plus souvent, on peut attendre pour chercher à porter remède aux divisions de la voûte et du voile ; il est même indiqué de ne pas entreprendre, pendant la première enfance, d'opérations sur ces parties. Il faut, au contraire, savoir sans plus tarder ce que l'on veut, ce que l'on peut tenter sur le tubercule incisif.

De toutes les difficultés, dit Blandin, que présente quelquefois l'opération du bec-de-lièvre, il n'en est aucune qui puisse être comparée à celles qui résultent pour cette opération de la saillie considérable des os intermaxillaires (Journal de Malgaigne, 1843).

Or, les moyens essayés et proposés jusqu'ici pour remédier à la saillie de ce tubercule, se réduisent à quatre.

On l'a supprimé par excision; c'est la méthode dite de Franco.

On a tenté de le remettre en place en fracturant son pédicule; c'est la méthode de Gensoul.

On l'a repoussé en arrière par une compression prolongée; c'est la méthode de Desault.

On l'a enfin repoussé en sectionnant une partie du vomer; c'est la méthode de Blandin.

Nous aurons à étudier chacune de ces opérations. Mais il ne suffit pas de remettre en place convenable le tubercule incisif, il faut encore l'y fixer. Nous devrons donc étudier ce qui a été fait dans ce sens, c'est-à-dire la question de la suture osseuse.

Enfin, nous aurons à examiner les difficultés spéciales que peut rencontrer la réunion de la lèvre supérieure dans le bec-de-lièvre compliqué.

Avant d'aller plus loin, nous avons besoin d'attirer l'attention sur quelques points d'anatomie pathologique relatifs au bec-de-lièvre compliqué, et trop négligés par les auteurs.

Il importe de ne pas perdre de vue, quand on étudie les opérations qui nous occupent:

1° L'hypertrophie du vomer en tous sens;

2° Sa saillie en avant des maxillaires;

3° La vascularité exagérée de la muqueuse qui le recouvre;

4° L'atrophie du cartilage de la cloison.

Ces notions sont pour nous d'une très-grande importance. Le vomer est hypertrophié en tout sens: au lieu d'être comme à l'ordinaire une lamelle fragile, il est devenu un os épais et vasculaire. Au lieu de finir au niveau de l'arcade alvéolaire, il maintient comme suspendu en avant de ses rapports normaux, le tubercule incisif qui ne peut se souder aux maxillaires.

En même temps, la muqueuse qui le recouvre est devenue plus épaisse, plus vasculaire qu'à l'état normal. Deux petites artères, qui se trouvent coupées dans l'opération de Blandin, rampent dans son épaisseur, et ont pris assez de développement pour imprimer un sillon sur le plan osseux sous-jacent. Ce n'est pas tout : le cartilage de la cloison, les cartilages des ailes du nez sont atrophiés ; complication sérieuse, car elle a pour conséquence d'ajouter l'écrasement du nez aux autres difformités, écrasement qu'augmentent encore diverses opérations, et qui a souvent créé aux chirurgiens de fort grands embarras.

En résumé, ce serait une erreur que de voir, surtout dans le bec-de-lièvre compliqué, un arrêt de développement, une diminution de substance ; ce qui domine surtout ici c'est la déformation, c'est l'altération survenue dans les proportions et les rapports normaux des parties. Ce n'est pas un arrêt de développement, c'est une maladie du développement. Celui du bourgeon médian de la face est exagéré ; celui des bourgeons maxillaires supérieurs est diminué.

Etudions maintenant les différentes opérations que nous avons énumérées.

CHAPITRE PREMIER.

DE L'EXCISION DU TUBERCULE INTERMAXILLAIRE OU DU PROCÉDÉ DE FRANCO.

Pour l'extirpation de telle turpitude, nous y deuons en premier lieu procéder de la manière que dessus (*Cure des leures fendues*, ch. 119), hormis que quand les dents et mandibules passent dehors et que ne peuuent estre couuertes de la bouche, il n'y a point de danger de copper le superflu et ce qui ne sert à rien auec tenailles incisiues ou auec scie ou autre instrument propre à cest essait, en laissant la chair qui est dessus icelles dents s'il y en a, affin qu'elle serue en cousant les deux autres parties en icelles de chaque costé, et s'il y auoit telle distance entre lesdites leures qu'on ne peut les assembler, il faudrait user de semblables dissections en la bouche qu'au cas précédent et procéder au reste ainsi qu'auons montré (Franco, *Traité des hernies, etc., cure des dents de lieure*, chap. CXXII).

Le procédé de Franco est suffisamment précisé dans ce passage : il consiste, on le voit, à exciser le tubercule intermaxillaire saillant au niveau de son attache au vomer, en disséquant préalablement le tubercule charnu, si l'on croit pouvoir en tirer parti pour la restauration de la face, en le supprimant dans le cas contraire. Ce procédé était celui qu'employait Dupuytren. Mais Franco utilisait le tubercule charnu dans la restauration de la lèvre. Nous savons, au contraire, que Dupuytren, après l'avoir séparé de ses attaches postérieures, le relevait en haut et en arrière pour le fairé servir de sous-cloison couvrant ainsi la plaie osseuse. Pour cela, au moyen d'une épingle pas-

sée à travers les deux lambeaux de la lèvre et l'extrémité inférieure, devenue postérieure, du tubercule, il le
fixait en haut de la suture de la lèvre restaurée. Plus
tard, il excisait les parties excédantes de cette sous-
cloison évidemment trop large.

Conçue de cette façon, l'opération de Franco reste
peut-être encore le meilleur procédé applicable aux
restaurations de la face dans le cas de proéminence
marquée du tubercule.

Elle a sans doute pour inconvénient une perte de
substance qui porte sur des organes importants. Elle
supprime les quatre incisives supérieures, une partie
de l'arcade alvéolaire ; elle expose à l'hémorrhagie.
Enfin, quand il existe une fente de la voûte palatine, ce
qui est le cas le plus fréquent, elle peut avoir pour
conséquence ultérieure la diminution des diamètres de
l'arcade alvéolaire et son enclavement par le maxillaire
inférieur. Il en résulte une gêne notable de la mastication. (Voyez Desault, *Œuvres chirurgicales*, t. II).

Ajoutons que l'excision du tubercule est toujours
très douloureuse (*idem*, p. 183) et qu'elle est quelquefois difficile à cause de la résistance de l'os. (M. Giraldès *Soc. chir.*, 5 juin 1861).

Mais la suppression des incisives et d'une partie de
l'arcade alvéolaire, la tendance exagérée au rapprochement peuvent être réparées ou combattues par l'application de pièces prothétiques. Il a été peu fait dans
ce sens ; cependant M. Chassaignac a présenté à la Société de chirurgie (13 février 1856) un sujet adulte chez
lequel un obturateur portant deux dents incisives, corri-
geait cette difformité et permettait « l'intégrité presque
complète des fonctions de la cavité buccale. »

Du reste, quand les incisives sont petites, atrophiées, ce qui arrive souvent pour les latérales irrégulièrement fixées sur le tubercule, elles sont condamnées à tomber et on peut sans regret en faire le sacrifice.

L'hémorrhagie est sans doute un accident très-sérieux et très-fréquent de l'excision du tubercule. On se fera une idée du nombre considérable de nouveau-nés dont il a causé la mort en parcourant le tabeau d'observations que nous avons placé à la fin de ce travail. Mais il est certain que l'hémorrhagie perd beaucoup de sa gravité à l'âge que l'on doit attendre pour entreprendre cette opération.

On peut encore objecter au procédé de Franco d'exposer plus que tout autre ·à l'action, signalée par M. Goyrand, de la langue sur la suture. Nous verrons plus loin qu'on peut neutraliser cette action, soit avec la gouttière employée par M. Broca, soit au moyen d'une petite plaque dure placée derrière la lèvre comme l'a conseillé M. Guersant.

Quant aux avantages de cette opération, nous trouvons qu'elle est d'une exécution relativement facile et surtout qu'elle conserve autant qu'il est possible la saillie du nez.

L'écrasement du nez est une chose normale dans le bec-de-lièvre compliqué. A chaque instant, ces auteurs le signalent et s'en préoccupent. Nous en avons dit la raison. Le cartilage de la cloison est atrophié ou manque, et ce qui le prouve, c'est que le point d'attache du tubercule est au niveau de l'extrémité antérieure de l'organe.

Nous ne comprenons pas qu'on ait pu espérer des autres procédés opératoires un résultat quelconque au point de vue de l'amélioration de la forme du nez. Il est clair qu'en repoussant le tubercule en arrière, soit par le procédé de Blandin, soit par celui de Desault ou de Gensoul, on ne change pas le rapport de ce tubercule avec l'extrémité antérieure de l'organe, qu'on entraîne avec lui la pointe du nez et que l'écrasement qui existe déjà ne peut être qu'augmenté.

Si quelqu'une des quatre opérations employées jusqu'ici contre le bec-de-lièvre compliqué du troisième genre, peut quelque chose contre la difformité nasale, ce dont nous doutons, c'est celle de Franco. Elle conserve le peu de saillie qui existe et le fait valoir en reculant le plan de la lèvre supérieure. De plus, en rapprochant les deux lambeaux de cette lèvre, elle entraîne les ailes du nez vers la ligne médiane, et si l'on a pris soin, comme on l'a justement conseillé, de disséquer largement les parties molles, il est possible que le rapprochement des ailes ne soit pas sans résultat au point de vue de la saillie de l'organe.

En tout cas cette manœuvre opératoire aidée de l'emploi de l'aiguille de Philipps ou de la serre fixe de M. Guersant, peut et doit avoir pour résultat de diminuer la largeur du nez en fixant les ailes du nez dans une position plus régulière.

Tel serait pour nous l'emploi raisonné de l'aiguille de Philipps, mais nous ne comprenons pas qu'en dehors de toute dissection elle puisse quelque chose pour allonger le nez qui manque de cloison et qui est bridé en quelque sorte par une sous-cloison trop courte.

Nous ne concevons qu'un moyen de remédier d'une façon notable à la difformité qui nous occupe. Ce serait de diviser la cloison de bas en haut et le plus en avant possible, et de remplacer le cartilage manquant ou atrophié par une pièce prothétique.

L'opération de Franco a été modifiée par Dupuytren. Pour remédier à un de ses inconvénients, l'absence de point d'appui de la lèvre supérieure en arrière, il a eu l'idée d'exciser seulement la partie antérieure du tubercule. On s'exposait ainsi à un danger qu'on pouvait prévoir. Celui de rendre l'hémorrhagie plus grave.

C'est, en effet, ce qui est arrivé. Chez un enfant ainsi opéré par M. Depaul, une hémorrhagie en nappe se produisit à la surface de section osseuse et la mort qui survint trois jours après lui fut attribuée.

Malgré cela, M. Giraldès déclarait, en 1861, donner comme M. Depaul, la préférence à la résection partielle (*Soc. chir.*, 5 juin 1861).

Une autre modification, qu'on peut regarder comme un perfectionnement, a été imaginée par M. Richer. Ce chirurgien a eu l'idée de détacher le tubercule charnu par la méthode de l'écrasement linéaire en se servant d'un fil métallique. Il a ainsi évité l'hémorrhagie de la face postérieure de ce petit lambeau (Th. de M. Petiau, p. 42).

Les observations d'opération de Franco ne manquent pas. On peut voir, en parcourant le tableau, qu'elle partage avec le procédé de Blandin, les préférences des opérateurs. Les exemples d'application des procédés de Desault et de Gensoul, sont infiniment plus rares, et nous verrons en avançant dans ce travail qu'il en doit être ainsi.

On remarquera le grand nombre de cas d'hémorrhagie, qu'on trouve signalés dans ces observations.

Nous croyons qu'il y a indication de préférer cette opération quand le tubercule est très-proéminent et surtout quand il est oblique en avant et en bas. Quand il est petit, atrophié, difforme, et que les dents incisives se trouvent dans les mêmes conditions, enfin, quand l'écrasement du nez produit une grande difformité du visage et qu'on ne veut à aucun prix risquer de l'augmenter.

C'est sans doute le désir de conserver l'intégrité des parties qui a fait dans bien des cas préférer les autres procédés, mais nous croyons qu'en présence d'une pareille difformité, la conservation n'est pas toujours le moyen d'arriver au meilleur résultat. Il faut souvent ici savoir faire des sacrifices.

C'est poursuivre un fantôme, dit M. Giraldès, que de chercher à rétablir les parties dans un état tel qu'il n'y ait aucune différence avec une lèvre normale (Soc. chir., 9 août 1865).

Ce que M. Giraldès disait du bec-de-lièvre simple, on peut le dire à plus forte raison du bec-de-lièvre compliqué. En somme, l'opération de Franco peut entrer en concurrence sérieuse avec celle de Blandin, même perfectionnée par la suture osseuse et l'emploi de la pince de M. Richet. Cette dernière est plus difficile et plus dangereuse et elle ne peut qu'augmenter l'écrasement du nez.

S'il fallait d'une façon générale et en dehors des indications propres à chaque cas, exprimer une préférence pour une des quatre opérations dont nous allons parler ; c'est encore à celle-ci que nous l'accorderions. Quoi qu'il en soit, de quelque façon qu'on l'apprécie, il est des cas ou l'on est forcé d'en subir la nécessité.

Courmont.   2

Comment songer à rétablir, dans une situation convenable, un tubercule incisif attaché à l'extrémité du nez et oblique en avant jusqu'à se rapprocher de la ligne horizontale? On ne peut hésiter à le supprimer. Gensoul, dans le cas dont nous allons parler, a rencontré une disposition semblable. Nous verrons ce qu'il fit pour la combattre, mais nous verrons aussi s'il y a lieu de l'imiter. (Note A.)

CHAPITRE II.

DE LA RÉDUCTION DU TUBERCULE INTERMAXILLAIRE PAR FRACTURE OU DU PROCÉDÉ DE GENSOUL.

Les documents qui peuvent servir de base à une discussion de l'opération de Gensoul ou de ce qu'on a appelé le procédé de Gensoul, sont restés peu nombreux et cela ne peut étonner si l'on veut bien se rapporter à ce que nous avons dit de l'anatomie pathologique de la lésion.

On sait que cette opération consiste à saisir par son extrémité libre le tubercule inter-maxillaire saillant, et à le ramener violemment en arrière en fracturant les parties osseuses qui le fixent dans une situation anormale.

Ce qui pourrait justifier une pareille tentative, ce serait l'espoir de fracturer son pédicule, c'est-à-dire la partie par laquelle il s'attache au vomer. Ce pédicule se trouvant entouré d'une gaîne formée par la muqueuse qui le recouvre, on aurait ainsi l'avantage d'éviter

l'hémorrhagie et on se placerait dans les meilleures conditions pour espérer une consolidation de l'os incisif
redressé.

Mais soit qu'on se place à un point de vue théorique,
soit qu'on se place sur le terrain de la pratique et des faits,
cet espoir n'est pas justifiable.

Et, en effet, le tubercule incisif saillant est attaché au
vomer par un pédicule large, ces deux os forment un
tout solide ; une violence appliquée sur le premier se
transmettrait au second, et la fracture aurait probablement des effets tout autres que ceux qu'on recherche.

On ne peut savoir où s'opérerait la fracture qui pourrait à travers
la lame perpendiculaire de l'ethmoïde se prolonger jusqu'à la base
du crâne..., et le fait de Gensoul qualifié par Malgaigne de tentative hasardeuse est resté unique jusqu'ici (Broca, *loc. cit.*, 22 avril
1868).

La fracture et le refoulement de l'os incisif seraient préférables,
mais l'exécution en est peu sûre, difficile toujours, impossible
souvent et l'irrégularité et la projection des surfaces osseuses sont
autant d'obstacles au succès de l'opération (Sédillot, *Gaz. des hôp.*,
7 nov. 1861).

On peut raisonnablement craindre, dit M. Bouisson, de voir ce
traumatisme chirurgical s'étendre jusqu'à l'ethmoïde, intéresser la
partie criblée de cet os et, par conséquent, propager la lésion jusqu'à la base du crâne (Dictionnaire Dechambre, t. VIII, p. 68).

Ce procédé, tout en ayant un but très-rationnel, est assez dangereux dans la pratique et je crois qu'il est plus prudent de ne
point l'essayer (Leçon de Blandin, *Gaz. des hôp.*, 14 janvier 1843).

En fait, comme nous le verrons tout à l'heure, les applications du procédé de réduction violente du tubercule
intermaxillaire sont restées très-rares. Maintes fois en
revanche, les chirugiens ont pris soin de justifier l'em-

ploi des procédés de Franco ou de Blandin qui comportent un traumatisme plus considérable, en mentionnant la solidité du point d'attache du tubercule au vomer.

Peut-on plus raisonnablement espérer fracturer la cloison et en faire chevaucher les fragments?

Pas plus que la première, cette théorie qui a été proposée de l'opération de Gensoul ne supporte l'examen. Elle repose sur des notions inexactes d'anatomie pathologique. Si la cloison était ici comme à l'état normal, une mince lamelle osseuse, un pareil résultat ne serait pas impossible à concevoir. Mais nous savons que dans le bec-de-lièvre compliqué elle est large, résistante vasculaire. Une pareille fracture entraînerait nécessairement une déchirure de la muqueuse pituitaire (plus vasculaire aussi), et par suite une hémorrhagie. En même temps l'épaisseur des deux fragments dont on suppose le chevauchement aurait pour conséquence forcée la déviation du fragment libre entraînant celle du tubercule incisif sur son axe vertical. On voit que ce serait une très-mauvaise opération.

Faut-il donc rejeter absolument et en toute circonstance le procédé dont il s'agit. Non, il est un cas, (cas bien rare il est vrai) qui en indique absolument l'emploi et doit le faire préférer à tout autre. C'est celui où le pédicule des os incisifs est étroit et fragile.

On n'aurait même pas à craindre alors de rompre les liens vasculaires qui unissent le tubercule au vomer, car le sang paraît circuler largement dans les os et les parties molles de cette petite région.

Une difficulté doit être prévue. Devenu mobile à son point de d'attache, le tubercule n'en resterait pas moins fixé par la muqueuse et le périoste en avant de l'arcade alvéolaire et le mouvement de restitution le rendrait forcément oblique en bas et en arrière. C'est au chirurgien à juger, selon les cas, si cette obliquité est compatible avec une restauration convenable.

Entrons dans l'examen des faits. Nous en avons rencontré cinq. L'observation connue de Gensoul, une observation de Butcher, un fait incomplet de M. Marjolin, deux plus incomplets encore de M. Huguier. Ajoutons la mention d'une observation de M. Champion, observation que nous n'avons pas retrouvée.

Voici les principaux passages de l'observation de Gensoul.

Elle est consignée dans la *Gazette des hôpitaux* du 27 février 1830, et rédigée par M. Jourdan.

« M. Gensoul, y est-il dit, examinant avec soin ce vice de conformation..., vit de plus que ces os, n'ayant pas été dirigés dans leur accroissement par leur adhérence normale avec les maxillaires s'étaient développés directement d'avant en arrière au lieu de se recourber en bas pour concourir à former l'arcade dentaire.... Il disséqua d'abord le lambeau moyen qui adhérait à l'os incisif, Il fit maintenir soulevé par un aide et enleva successivement les quatre dents incisives et comme l'os dépassait tellement le reste du maxillaire que la réunion eût été impossible, il lui sembla nature au premier abord de couper la partie osseuse exubérante à l'aide du ciseau et du maillet. Mais alors la jeune fille n'aurait pu que difficilement parler sans siffler et cracher devant elle... Afin de parer à cet inconvénient, M. Gensoul saisit l'os saillant avec une pince à larges mors et l'abaissa en le recourbant fortement. Par ce moyen il rompit cet os dans le point où il était de niveau avec les petites molaires, le laissa abaissé et soutenu seulement par la membrane muqueuse et fibreuse qui tapissait la région palatine et par la membrane pituitaire. L'opérateur abaissa alors avec force et de la même manière la dent canine droite sans l'arracher ; il aviva avec les ciseaux les bords des deux fentes congéniales et les réunit à l'aide de trois épingles. »

Le 5 avril, la malade sortit de l'Hôtel-Dieu. A cette époque, les

os intermaxillaires que l'on avait abaissés étaient encore légèrement mobiles et leurs rebords alvéolaires étaient au niveau de la
surface triturante des dents canines. On recommanda à la malade
de se nourrir pendant un mois environ avec des substances très-
molles ; depuis lors la guérison est complète et la·mastication peut
s'opérer par l'application des dents incisives contre l'os abaissé
dont le bord alvéolaire est fortement endurci. »

On remarquera, en lisant cette observation restée
célèbre, qu'elle laisse beaucoup à désirer, qu'elle est
très obscure sur les points importants. Il semble en la
lisant que cette grave opération ait été le résultat d'une
inspiration fortuite. Pourquoi l'enlèvement des quatre
incisives ? Il semble que ce soit pour réunir les lèvres
au-devant du tubercule et qu'on ne s'aperçoive de l'impossibilité qu'une fois la chose faite. Cependant, si le
tubercule était dirigé directement d'arrière en avant,
on devait pouvoir d'avance apprécier la difficulté.

Quelle partie surtout a été fracturée ? Nous ne le
savons pas. M. Jourdan dit bien que c'est l'os saillant, mais il nous dit aussi que la fracture eut lieu au
niveau des petites molaires, et que le fragment resta
suspendu par la muqueuse palatine et pituitaire. Comment concilier tout cela ?

Il est probable que M. Jourdan regarde comme la
continuation de l'os saillant le vomer hypertrophié. Il
est probable qu'il y eut la fracture du vomer. Resterait à
savoir où elle eut lieu, et comment s'est faite la consolidation.

Remarquons enfin que la jeune fille qui a subi ce
traumatisme n'avait pas moins de 13 ans. Elle a guéri,
mais qui voudrait voir dans l'observation qui précède
la création d'une méthode, d'un procédé ? Qui oserait
y trouver un encouragement à agir de même. Ne jus-

tifie-t-elle pas bien plutôt les craintes de Blandin, de de Sédillot, de M. Bouisson et de M. Broca ?

Pour nous, si nous avions à combattre l'opération de Gensoul, nous ne chercherions pas d'argument plus éloquent que l'observation rédigée par M. Jourdan.

L'observation de Butcher est tout autrement raisonnable. Il prend soin de nous dire que chez sa petite opérée le tubercule incisif était uni au vomer par une frêle tige. La manœuvre opératoire se trouvait donc indiquée. Notons qu'il prit soin d'aviver les bords du tubercule et de l'arcade qui devaient se trouver en contact, et aussi que la petite fille n'avait que 17 mois. L'obs. dit : Guérison complète.

Le fait de M. Marjolin a été mis en avant pendant les discussion de 1856. C'est au *Bulletin de la Société de chirurgie* que nous en empruntons les éléments. Nous les aurions négligés si les faits de ce genre n'étaient si rares.

M. Marjolin dit, d'après le compte-rendu, qu'il luxa le tubercule en arrière et que le succès fut du reste incomplet.

C'est dans le même recueil que nous trouvons les deux faits de M. Huguier. Peut-être le compte-rendu n'est-il pas exact, mais nous ne pouvons lire sans un peu d'étonnement les lignes suivantes

M. Huguier, dans deux cas qu'il a rencontrés, s'est contenté de briser le pédicule avec des pinces analogues à celles dont se servent les treillageurs... Il a revu les enfants très-longtemps après, le résultat était très-satisfaisant (Soc. chir , 2 janv. 1856).

Les enfants avaient l'un 2 ans, l'autre 4 ans. Nous comprenons mieux la réponse de M. Broca :

M. Broca songea dans un cas à la fracture du pédicule, mais il y renonça à cause de la résistance considérable du vomer. En effet, quoiqu'en vienne de dire M. Huguier, cette fracture ne doit pas toujours être facile (Id., ibid.)

En résumé, l'indication de faire l'opération de Gensoul et d'y ajouter l'avivement des bords du tubercule peut être très-nette, mais il n'y en a qu'une : c'est l'étroitesse et la fragilité du pédicule qui supporte l'os incisif, et il ne semble pas qu'on ait eu souvent occasion de la rencontrer.

CHAPITRE III.

DE LA COMPRESSION DU TUBERCULE INTERMAXILLAIRE OU DU PROCÉDÉ DE DESAULT.

On sait que Desault a eu l'idée de chercher à obtenir le refoulement du tubercule en arrière par la compression continue.

Le moyen qu'il employait pour arriver à ce résultat, avait au moins l'avantage d'une grande simplicité. Une bandelette de linge était appliquée par son milieu sur le tubercule charnu, et ses chefs ramenés en arrière étaient fixées sur la nuque.

Nous avons parcouru les œuvres de Desault, pour y chercher les résultats de sa pratique sur ce point, et voici ce que nous avons trouvé.

Dans le journal de chirurgie : une observation rédigée par Chorin (celle de Marie Dehannes), et une autre, recueillie et publiée par Agasse, qui a été l'opérateur (celle de Guillemette Balle).

Dans le tome II des œuvres chirurgicales (rédigé par Bichat), un mémoire sur le bec-de-lièvre; mais ce mémoire, qui traite surtout du bec-de-lièvre simple, ne nous a donné sur le sujet de ce chapitre, qu'un résumé de l'observation de Chorin, et quelques lignes qui se trouvent dans la cinquième observation. Les voici :

Les os maxillaires séparés l'un de l'autre et par là toujours moins solidement fixés cèdent sans peine à la force qui les repousse en arrière. La portion saillante, souvent presque isolée, oppose peu de résistance. Fondé sur ces considérations, Desault essaya ce moyen qui, depuis lui a presque constamment réussi. Une simple bande passant sur les portions à déprimer et retirée fortement en arrière ou on la fixait de chaque côté, lui suffisait pour cette compression qu'il prolongeait plus ou moins selon la résistance des parties, et pour lesquelles des moyens plus efficaces pourraient sans doute être employés (Desault, Œuvres chir., t. II, p. 183).

Il nous semble difficile de concilier ce passage avec ce que nous savons de l'anatomie pathologique de la lésion. Et à ce point de vue, nous ferons remarquer surtout ces quelques mots : « La portion saillante, souvent presque isolée oppose peu de résistance. »

Nous avons déjà invoqué le témoignage de M. Broca, contre cette prétendue facilité à agir sur le tubercule. Nous verrons, au chapitre suivant, quels embarras a pu lui créer la résistance des os incisifs à se laisser refouler en arrière, même après la résection triangulaire du vomer.

Passons à l'examen des observations de Chorin et d'Agasse. Toutes deux se rapportent à des cas du troisième genre bien caractérisés. Dans toutes deu nous trouvons le tubercule inter-maxillaire saillant, à ce point que chez Marie Dehannes (5 ans):

« La base (du tubercule charnu) était au niveau du bout du nez avec lequel elle se continuait », et chez Guillemette Balle (7 ans) :

« La partie moyenne de la lèvre était un bouton de cinq lignes de diamètre plus saillant que le bout du nez avec lequel il était continu. »

De plus nous savons que chez cette dernière, le tubercule osseux offrait une saillie de 4 lignes et qu'on pouvait lui imprimer des mouvements de latéralité (1)·

Il importe de connaître les passages suivants de ces observations.

«Pour mettre le bouton au niveau de la lèvre et déprimer la portion saillante des os maxillaires, on comprima l'un et l'autre au moyen d'une bandelette de linge qui, passant sur la lèvre supérieure, allait se fixer à la nuque. Ce moyen produisit dès le premier jour un effet sensible et l'on en continua l'usage jusqu'au 18 que (sic) l'on fit l'opération (Obs. de Chorin, *Journ. de chir.*, t. I p. 97). »

La malade était entrée le 7 septembre. Chorin décrit ensuite l'opération sur les lèvres et l'application du bandage de Desault pour empêcher le tiraillement.

« L'opération n'avait pas été longue... Lè cinquième jour, les fils tombèrent d'eux-mêmes et l'on vit que la réunion et la conformation étaient déjà parfaites... »

« Le trente-huitième jour l'enfant sortit de l'hôpital ; on a eu depuis l'occasion de la voir plusieurs fois et l'on a observé qu'elle articulait distinctement, que la lèvre avait sa longueur naturelle, que la fente de la voûte du palais avait diminué d'un tiers, et enfin que l'arcade dentaire était régulière. »

Et encore :

« Mais l'expérience a démontré qu'il est toujours facile ou de ramener les lèvres sur cette éminence osseuse (lè tubercule intermaxillaire) ou de déprimer celle-ci par l'action d'un bandage

(1) Mirault a noté la même particularité dans un autre cas. (*Journal de Malgaigne*, 1845. Obs. Julien Chénier.)

compressif, jusqu'au niveau des parties latérales de la mâchoire et par conséquent que la résection en est inutile. »

Voyons maintenant les passages de l'observation d'Agasse.

« Le 3 mai j'appliquai le bandage compressif dont M. Desault s'était servi dans une circonstance semblable pour affaisser le bouton et diminuer la saillie de la portion isolée des os maxillaires. J'en obtins le même succès. Le dix-septième jour le bord inférieur du bouton était descendu plus bas que le bord libre de la lèvre et s'était élargi dans la même proportion ; le fragment osseux s'était en même temps enfoncé de manière que le bout du nez était devenu saillant de plus d'une ligne. Cet état me parut favorable à l'opération. »

« Enfin le dix-septième jour après l'opération, l'enfant retourna chez ses parents parfaitement guérie et sans aucune difformité. La portion moyenne s'était encore beaucoup enfoncée ; le nez s'était relevé et la fente du palais avait diminué sensiblement. »

« La saillie de la partie moyenne des os maxillaires, sa largeur, sa convexité me paraissent avoir causé la déchirure des points supérieurs. »

Ces passages et les faits qu'ils contiennent nous mettraient dans un singulier embarras, si nous ne pouvions justifier notre manière de voir à leur égard en la couvrant de l'autorité de M. Malgaigne.

On lit dans la *Médecine opératoire*, p. 468.

Bichat explique l'efficacité de ce moyen par l'isolement de la portion saillante qui offre peu de résistance. J'ai fait voir, au contraire, que cette saillie osseuse est supportée généralement par le vomer hypertrophié, non-seulement en longueur, mais en épaisseur. Je n'ai vu qu'un seul cas où le vomer s'arrêtait à quelque distance du tubercule osseux avec lequel il se continuait par l'intermédiaire d'un simple cartilage. Desault aurait-il rencontré deux cas de ce genre. Alors même on ne se rend pas bien compte de l'effet d'une compression lente, surtout avec une simple bande et, pour dire ce que je pense, les prétendus succès de Desault me paraissent plus que douteux.

Citons encore M. Broca, disant à la Société chirurgicale :

La compression employée par Desault n'est applicable qu'au cas où la saillie du tubercule est très-peu considérable (Soc. chir., 22 avril 1868).

Si grande que soit l'autorité de l'auteur de l'Anatomie générale, il nous est impossible d'admettre le peu de résistance du tubercule incisif comme une chose fréquente ou ordinaire, de même nous ne pouvons admettre avec Chorin, qu'il soit toujours facile de déprimer le tubercule, au moyen d'un bandage, jusqu'au niveau des parties latérales de la mâchoire.

Faut-il pour cela négliger ces documents et rejeter comme impossibles les résultats attribués à la pratique de Desault et de ses élèves? Nous ne le pensons pas.

Nous croyons qu'on peut, en examinant attentivement l'observation d'Agasse, se rendre compte jusqu'à un certain point de l'apparente contradiction qui existe entre l'anatomie pathologique et les effets attribués par ces divers auteurs à la compression.

Chez Guillemette Balle, la compression a été pratiquée pendant dix-sept jours, avant l'opération, sur les lèvres. A ce moment, le tubercule charnu était élargi et allongé, en un mot aplati. Le nez était devenu saillant « de plus d'une ligne », ce qui ne permet pas de supposer un changement notable dans la position de l'os incisif, et Agasse trouve cet état favorable à l'opération.

Pendant l'application de la suture entortillée, la lèvre s'est trouvée coupée en deux endroits sur l'aiguille supérieure, et Agasse à la fin de son observation attribue cet accident à la saillie du tubercule.

On remarquera encore combien il insiste sur les effets produits par la bandelette sur le tubercule chasnu, qu'il appelle *le bouton.*

Si l'on rapproche ces circonstances, on est amené à penser que pour ce chirurgien la proéminence du tubercule était une chose secondaire. Qui croira que cette enfant, dont la lèvre supérieure se confondait presque avec le nez au moment où l'opération sur les lèvres était, par Agasse, jugée opportune, ne présentait plus aucune difformité, comme il dit, dix-sept jours après ?

Nous croyons què pour Desault et ses élèves, il s'agissait surtout de réunir la lèvre. Fallut-il pour cela en amener les deux fragments en avant. Que pour eux comme pour beaucoup de chirurgiens plus modernes, le bec-de-lièvre compliqué était considéré comme guéri par le fait de la disparition de la double fissure labiale (1).

Si l'on admet cette manière de voir on arrive à s'expliquer qu'ils aient pu retirer de la compression d'utiles résultats.

Appliquée à un tubercule charnu hypertrophié, augmenté de volume dans le sens antéro-postérieur (et il semble que des cas de ce genre ne soient pas rares), la compression d'une simple bandelette, mais continue et bien faite, a pu en déprimer les bords en arrière et rendre possible une réunion labiale qui d'abord eût échoué sous l'influence du tiraillement.

---

(1) Nous trouvons un passage de Dupuytren qui vient à l'appui de cette opinion. Il croit que les auteurs qui ont publié des obs. heureuses d'excision ou de refoulement du tubercule ont tenu trop peu de compte de la diffoi mité consécutive à l'opération (leçons orales, t. IV, p. 92.)

Chorin dit en effet dans son observation, que la bandelette appliquée avait pour but non-seulement de déprimer le tubercule osseux, mais aussi de mettre le bouton au niveau de la lèvre.

Malgré tout, il est incontestable que l'ensemble des circonstances dont il vient d'être question ne se plie pas complètement à cette interprétation.

On peut admettre à la rigueur, que les deux enfants dont les observations ont été publiées, aient présenté des tubercules plus ou moins mobiles et que les résultats avantageux obtenus dans ces cas, aient désigné ces faits à la publication.

On peut même appuyer cette opinion sur ce fait que chez Guillemette Balle, Agasse signale une certaine mobilité latérale du tubercule.

Mais alors même il resterait à expliquer comment Bichat a pu dire que la compression, dans les mains de Desault, avait presque constamment réussi ; comment Chorin a pu écrire le passage que nous avons cité.

Ce qui est certain c'est que la compression prise isolément et considérée comme moyen de faire disparaître la saillie des os incisifs, n'est plus employée aujourd'hui.

Est-ce à dire pourtant qu'il n'y ait rien à en tirer et que ce moyen d'action doive être rayé de la médecine opératoire ? Telle n'est pas notre pensée.

Nous croyons qu'il existe des cas, rares il est vrai, où la compression bien employée pourrait avoir au moins des résultats fort utiles.

M. Malgaigne parle, dans le passage cité plus haut, d'un cas où le tubercule incisif était séparé du vomer par un cartilage.

M. Nélaton en mentionne un autre où le tubercule supporté par un pédicule était légèrement mobile quand on le pressait (*Gaz. des hôp.*, 31 mai 1845. — Leçon de M. Nélaton).

On ne saurait refuser d'essayer, dans des cas semblables, les effets de la compression.

Les nombreux exemples de rétrécissement notable des fentes de la voûte palatine, permettent de croire que les parties dures de la face ne sont pas chez le nouveau-né absolument inflexibles. Dès lors, et malgré l'obscurité qui règne sur les résultats de la pratique de Desault, ne peut-on pas penser qu'une compression douce, continue, serait capable de modifier le pédicule des os incisifs, peut-être même le vomer comme elle modifie certainement l'écartement des maxillaires. C'est là une hypothèse sans doute, mais qui mérite d'être vérifiée.

Une pareille tentative serait d'autant plus justifiable que la compression a ici des avantages précieux. Elle conserve, comme l'opération de Blandin, le tubercule et les dents incisives et elle permet de réserver en cas d'échec les ressources des autres procédés opératoires. Son inconvénient c'est la douleur. Avant de réséquer le vomer, Blandin voulut l'essayer chez un des premiers malades qui furent soumis à son opération. Il y dut bientôt renoncer, l'appareil ne fut pas supporté et de plus le malade perdit dans cette tentative une de ses dents incisives (*Gaz. des hôp.*, 14 janv. 1843).

A la même époque, il écrivait ailleurs, que la compression :

« Est une source de gêne et de douleurs que les malades ne supportent qu'avec beaucoup de peine et qui la rendent souvent intolérable pour quelques-uns d'entre eux. D'un autre côté, l'action de la puissance compressive sur les dents antérieures entraîne fort souvent l'ébranlement et la chute de ces dents. » (Journal de Malgaigne, janvier 1843.)

Pour peu qu'on veuille y réfléchir il est impossible de ne pas admettre que c'est la compression des parties molles, bien plus que l'effort exercé sur les parties dures qui est la cause de pareils accidents. Or, il existe en chirurgie un appareil qui, sans en avoir les inconvénients, aurait tous les avantages des appareils compliqués, incommodes et d'une application douloureuse employés jusqu'ici. C'est la pointe de Malgaigne.

Nous croyons qu'une pointe métallique maintenue dans le tubercule osseux par l'élasticité d'un arc d'acier serait ici d'un excellent usage.

Cet appareil agirait sur lui par une pression douce, égale et de plus facile à mesurer. Il éloignerait le danger des eschares, observées plusieurs fois et supprimerait peut-être la douleur. En tout cas, à moins d'être appliqué au niveau d'une incisive, ce qu'il serait facile d'éviter, il n'aurait sur les dents aucun effet fâcheux.

Cependant, nous prévoyons une dificulté et nous voulons la signaler. La pointe métallique a été construite pour être fixée dans des os formés et durs, et il est possible qu'elle ne trouve dans les os incisifs qu'un point d'appui insuffisant, qu'elle s'enfonce et soit d'un usage impossible. Mais soit qu'on l'emploie dans sa forme actuelle, soit qu'on la rende plus propre à cet usage par un artifice de construction, il est possible aussi qu'elle réussisse et nous proposons de l'essayer.

Nous possédons encore deux observations intéressantes relatives aux effets de la compression sur le tubercule. Elles sont dues à M. Cabaret (Rev. thér. du Midi, 1853).

Il est digne de remarque que M. Cabaret ait rencontré dans sa pratique deux cas aussi peu communs. Dans le premier, le tubercule incisif est mobile, et en même temps que le tubercule médian est sensiblement déprimé, « l'avance osseuse est elle-même refoulée en arrière. »

Dans le second, « l'effet de la compression est d'autant plus rapide et heureux », que les os incisifs « ne sont que faiblement attachés en haut de la cloison nasale. » L'attention de ce chirurgien ne semble pas avoir été fort attirée par ces particularités intéressantes. Il nous donne là-dessus peu de détails. On voit bien, en le lisant, que ce qui le préoccupe, c'est bien plus de réunir la lèvre que de donner à l'arcade alvéolaire toute sa régularité.

M. Cabaret suit entièrement la pratique de Desault; il se sert comme lui d'une bandelette de linge, et en somme, ses observations ressemblent fort à celles de Chorin et d'Agasse.

En résumé, la question des effets produits sur la saillie du tubercule par la compression est loin d'être résolue, et il y a encore aujourd'hui de bonnes raisons d'en espérer un résultat avantageux. On ne peut compter sur ce moyen dans les cas où le tubercule est fort et très-saillant, mais avant d'en venir aux opérations graves de Franco ou de Blandin, on devra toujours l'essayer dans les cas de tubercule peu saillant ou mobile. Ce sont là, il faut le dire, des cas peu communs.

Courmont.   3

CHAPITRE IV.

DE LA RÉDUCTION DU TUBERCULE INTERMAXILLAIRE PAR LA RÉSECTION DU VOMER OU DU PROCÉDÉ DE BLANDIN.

C'est en 1843 que Blandin eut l'idée de son procédé. Frappé sans doute des inconvénients nombreux de l'excision, de l'impossibilité et des dangers de l'opération de Gensoul, de l'inefficacité de la compression de Desault, il pensa qu'en enlevant en arrière du tubercule incisif une partie de la cloison, rien ne s'opposerait plus à ce que celui-ci fût rétabli à la place qu'il doit occuper au niveau des maxillaires.

C'est sur un jeune garçon de 7 ans qu'il entreprit pour la première fois cette opération. L'observation, consignée dans le journal de Malgaigne, et les réflexions qui l'accompagnent ont pour nous beaucoup d'intérêt.

« ... Bien convaincu, dit-il, que la cloison des fosses nasales déplacée en avant dans le vice de conformation qui nous occupe est le véritable pédicule des os inter-maxillaires et le seul obstacle au refoulement de ces os, nous croyons, avec M. Gensoul, que c'est sur cette partie qu'il faut agir dans le premier temps de l'opération ... Et puisqu'alors la cloison des fosses nasales a pris plus d'étendue dans le sens antéro-postérieur que dans l'état normal, il doit suffire d'en réséquer une partie derrière et au-dessus des os incisifs, pour faire rentrer ceux-ci à leur place. C'est là, en effet, ce que nous avons tenté, d'abord sur des pièces sèches offrant des exemples du vice de conformation en question, ensuite sur le cadavre, et en dernier lieu sur le jeune enfant dont nous rapportons plus loin l'observation. »

« Nous nous servons pour cela de très-forts ciseaux ou de cisailles, suivant l'âge des sujets que nous opérons. Sur de très-jeunes sujets le vomer, encore très-tendre, n'oppose aucune résistance et les ciseaux suffisent; mais chez les enfants de dix à douze ans il n'en est plus de même et alors nous préférons les cisailles. La pointe de la section en V, que nous pratiquons, doit s'avancer très-haut dans l'épaisseur du cartilage de la cloison du nez et atteindre jusqu'au dos de cette partie, de manière a parfaitement assurer la mobilité de la saillie osseuse et son entier refoulement en arrière. »

(Journal de Malgaigne, année 1843, janvier).

Voici maintenant le passage important de cette observation :

« Je relevai avec la main gauche le tubercule médian de la lèvre supérieure, puis de la main droite, armée de très-longs et très-forts ciseaux à bec-de-lièvre, j'enlevai sur la cloison des fosses nasales, immédiatement en arrière du tubercule des os inter-maxillaire, une pièce triangulaire dont la base était tournée en bas et dont le sommet dirigé en haut allait à peu près jusqu'au dos du nez. Pour cela deux incisions furent pratiquées à cette cloison, une antérieure verticale et une postérieure, oblique de bas en haut et d'arrière en avant. »

Il faut pour pouvoir opérer la section postérieure, embrasser le vomer avec les branches des ciseaux, en arrière de l'arcade alvéolaire.

Pour cela il est nécessaire que le vomer soit à ce niveau entièrement libre à sa partie inférieure, ce qui suppose une large fente de la voûte palatine. Il semble qu'on aurait dû rencontrer des difficultés de ce côté; mais la division de la voûte dans les cas de bec-de-lièvre du 3e genre est tellement fréquente que nous n'avons pas eu occasion de voir signaler cet obstacle.

On pouvait craindre aussi que le tubercule isolé de la cloison par laquelle il reçoit ses vaisseaux ne se trouvât atteint dans sa nutrition. Cette appréhension eût été d'autant plus légitime que les petites artères, dont nous avons parlé, se trouvent ordinairement coupées dans la résection du vomer. Blandin s'attache à démontrer que « cette crainte ne peut avoir de fondement sérieux » et il en donne pour raison que le sang arrive encore en quantité suffisante par le tubercule charnu antérieur.

Quoi qu'il en soit de cette manière de voir qu'il est difficile d'accepter sans réserve, nous ne connaissons pas de cas où la nécrose du tubercule ait été signalée.

M. Guersant a cherché il y a quelques années à perfectionner le procédé de section, en remplaçant les ciseaux ou la pince coupante par un emporte-pièce triangulaire. Nous sommes peu renseigné sur l'utilité qu'on a pu retirer de cet instrument.

Le procédé de Blandin a encore été l'objet de deux perfectionnements importants, qui tous deux ont pour but de diminuer le danger d'hémorrhagie.

M. Mirault a eu l'idée de disséquer ou plus exactement de décoller la muqueuse pituitaire, et de couper la cloison en dedans de cette muqueuse soulevée de chaque côté. Il nous semble difficile de croire que ce procédé reste longtemps dans la pratique opératoire. On a sans doute ainsi l'avantage d'épargner les deux artères de la cloison, mais s'il est déjà délicat de faire la simple section du procédé de Blandin, le procédé de M. Mirault peut être considéré comme d'une exécution difficile.

« Ce temps de l'opération est assez laborieux, » dit M. Chassaignac, parlant du décollement de la muqueuse. (Soc. chir., 5 mai 1869).

Remarquons qu'on n'évite ainsi ni la section d'un os vasculaire ni celle de la muqueuse. On diminue seulement l'étendue de cette dernière.

Nous devons noter cependant que, dans le cas de

M. A. Guérin où fut employé ce procédé, « pas une goutte de sang ne s'est écoulée par l'incision sur le bord inférieur de la cloison. » (A. Guérin, méd. opér. 440).

On pourrait encore faire valoir contre le procédé de M. Mirault les chances qu'il présente de blesser la muqueuse ou l'artère, au moment de la section du vomer, et la difficulté qu'il pourrait créer s'il fallait combattre une hémorrhagie de la surface de section osseuse.

Le second perfectionnement est dû à M. Richet. Ce chirurgien qui déclarait en 1856 à la Société de chirurgie, avoir pratiqué trois fois l'opération de Blandin et avoir vu l'hémorrhagie amener la mort de ses trois opérés, a eu l'idée d'appliquer la méthode de l'écrasement au segment à enlever.

Il a fait pour cela construire un instrument qu'il nomme « pince écraseur » et dont les mors larges et de forme ovale peuvent être plus ou moins serrés. Avec cette pince dont la face interne est hérissée d'aspérités de manière à en assurer l'adhérence, il saisit la partie du vomer qu'il veut supprimer. La mortification ne tarde pas à se produire et la partie écrasée se détache sans difficulté.

M. Petiau, à la thèse duquel nous empruntons tous les détails qui concernent l'instrument de M. Richet, nous donne deux observations où la chute des parties mortifiées a eu lieu sans écoulement sanguin. (Petiau, thèse de Paris, 1875).

C'est peu sans doute pour apprécier un procédé, mais l'idée étant rationnelle, il y a lieu d'espérer que cet heureux résultat se reproduira.

Dans le premier cas :

« Trois jours après (l'application de la pince) la chute de la partie sphacelée est complète et le quatrième jour au matin on enlève la pince. »

Dans le second, il s'agissait d'enlever un tubercule incisif.

On applique la pince sur la cloison, — le tubercule prend aussitôt une teinte noirâtre, — l'instrument est enlevé le lendemain ; mais ce n'est qu'après 5 jours que « le tubercule tombe complètement sans perte de sang. »

Dès maintenant nous n'hésitons pas à considérer l'idée de M. Richet, comme un sérieux progrès et a penser qu'il est indiqué d'essayer l'emploi de la pince-écraseur, toutes les fois qu'une opération de Blandin étant décidée, la disposition des parties en permettra l'application.

Il est probable qu'elle sera dans certains cas difficilement supportée ; il faut s'attendre à quelques accidents. Mais ce danger ne peut prévaloir contre le fait que les opérations relatées dans la thèse de M. Petiau ont eu lieu sans perte de sang.

Ajoutons qu'en recourbant cette pince dans le sens de sa longueur, M. Richet, en rendrait probablement dans bien des cas, la mise en place plus facile.

L'opération de Blandin ne peut avoir qu'un avantage c'est la conservation du tubercule incisif et des dents qu'il supporte. Il est considérable sans doute ; mais voyons au prix de quels inconvénients il faut l'acheter.

Obliquité du tubercule en arrière, saillie inférieure de ce tubercule sur le bord alvéolaire, augmentation de l'écrasement du nez, danger considérable d'hémorrhagie ; telles sont les conséquences de la résection triangulaire de la cloison.

Blandin, lui-même, a pris soin de signaler le premier de ces inconvénients. On est étonné de ne pas le voir mentionné plus souvent par les auteurs.

Immédiatement après cette résection le tubercule médian .... cède à la plus légère pression, il vient naturellement se placer en arrière à la hauteur normale, et on le maintient en ce lieu au moyen d'une bandelette de sparadrap appliqué transversalement sur la lèvre supérieure. Toutefois comme cette rétropulsion des os incisifs est un véritable mouvement de bascule, dont le centre répond au dos du nez, ces os et les dents qu'ils supportent tendent à se tourner un peu trop en arrière, de sorte qu'il est indispensable pendant les premiers temps d'assurer leur bonne direction, en fixant les dents incisives avec les molaires au moyen de fils d'argent, ou bien en maintenant sous la voûte palatine une plaque métallique moulée exactement sur cette voûte et fixée latéralement sur les dents molaires (Mémoire de 1843).

M. Giraldès nous signale le second inconvénient de l'opération.

M. Giraldès. — Lorsqu'on a enlevé un triangle aux dépens du vomer, le tubercule médian s'abaisse et se trouve situé au-dessous des arcades dentaires qui sont elles-mêmes très-atrophiées (Soc. chir., 10 juillet 1867).

Il revient sur ce sujet à la séance du 22 avril 1868.

Les arcades alvéolaires étant atrophiées et cela arrivant 18 fois sur 20, le tubercule, alors qu'il sera réduit, dépassera les arcades de presque toute sa hauteur.

On conçoit difficilement qu'on ait pu donner le procédé de Blandin comme un moyen de remédier à la difformité du nez. Nous avons déjà insisté sur ce point, nous avons dit pourquoi loin d'augmenter la saillie du nez, l'opération qui nous occupe ne peut que l'écraser davantage.

« La guérison, dit M. Michon, augmente presque la difformité. » (Soc. chir., 9 janvier 1856).

« Lorsque le tubercule osseux fait une saillie excessive, qu'il est situé directement sur le prolongement du bout du nez et que le tubercule labial médian est très-court, la réduction sans être impossible serait fort difficile, et il faudrait quelquefois pour l'obtenir effacer presque entièrement le nez (Broca, Mémoire lu à la Soc. chir. le 22 avril 1868). »

Si l'on se reporte à ce que nous avons dit de l'anatomie pathologique, il est facile de voir que la résection du vomer entraîne la section d'une muqueuse très-vasculaire, d'un os vasculaire aussi. Enfin l'observation nous montre que cette section rencontre ordinairement les deux artères de la cloison. Pour toutes ces raisons l'hémorrhagie doit être un accident fréquent de l'opération de Blandin; il est non-seulement fréquent mais encore des plus graves.

Son importance et ses rapports étroits avec diverses parties du sujet nous engagent à lui consacrer un article spécial.

Nous n'avons pas encore fini d'énumérer les inconvénients de ce procédé. Pour peu que la résection osseuse ne se prolonge pas en haut et en avant jusqu'au bord antérieur de la cloison, jusqu'au dos du nez, comme Blandin le recommande, on se trouve aux prises avec un autre sérieux embarras. Le tubercule tend à revenir à sa place anormale. M. Bonnafont dut maintenir un appareil compresseur pendant 20 jours avant de parvenir à vaincre cette tendance. (*Gaz. des hôp.*, 28 déc. 1852).

M. Broca a rencontré des difficultés plus grandes encore. Reproduisons le passage du bulletin de la Société de chirurgie, c'est un tableau très vif de tous les ennuis que peut éprouver le chirurgien qui entreprend l'opération qui nous occupe.

M. **Broca.** — Chaque section (avec de gros ciseaux) fut très-pénible. Double jet de sang. On fit le tamponnement. On employa le perchlorure, le sang coula moins fort mais ne s'arrêta pas complètement. M. Broca pensa alors à refouler le tubercule en arrière pour comprimer directement l'une contre l'autre les deux surfaces saignantes, une nouvelle difficulté surgit, la cloison était tellement forte et épaisse que malgré l'excision qui y avait été pratiquée, le tubercule ne pouvait être refoulé en arrière. On fit inutilement des pesées très-fortes et on fut obligé de fracturer le pédicule. Lorsqu'enfin le tubercule fut refoulé en arrière, M. Broca s'aperçut qu'il dépassait encore beaucoup les os maxillaires et ne pouvait être enclavé dans leur intervalle. Il aurait fallu exciser la cloison dans une plus grande étendue. Mais tout cela avait été fort long, le sang coulait toujours, l'extirpation du tubercule incisif parut plus sûre, plus expéditive : elle fut pratiquée. Il fut alors facile d'arrêter l'hémorrhagie. L'écoulement sanguin fut beaucoup plus malaisé à tarir à la face profonde du petit lambeau cutané qui recouvrait le tubercule incisif... Les applications froides, la compression exercée avec deux doigts furent impuissantes, il fallut recourir au perchlorure de fer. Il n'y avait pas lieu de tenter la réunion des surfaces cautérisées par cet agent, et la fin de l'opération fut remise à une autre séance. C'est ce qui fut fait avec succès quelques jours plus tard (Soc. chir., 2 janv. 1856).

Il est indiqué de faire en deux temps l'opération de Blandin.

Dans un premier temps on opère sur les parties dures. On attend alors que les résultats que l'on recherche soient obtenus. On pratique ensuite la réunion des lèvres.

Cette manière d'agir qui est sans inconvénient a l'avantage de rendre chacune des deux opérations moins grave. S'il survient une hémorrhagie après le premier temps, il est plus facile d'en chercher la source et de la combattre, et il est plus facile aussi, si le tubercule reste mobile, d'en pratiquer l'excision.

Cette division de l'opération est conseillée par

M. Verneuil (Soc. chir., 10 juillet 1867). M. Bonnafont lui attribue en partie son succès. Blandin, lui-même, la recommande, mais il met seulement un jour d'intervalle entre les deux temps.

Si nous passons à l'examen des résultats obtenus, nous constatons une conséquence que l'on pouvait prévoir. Tant que l'opération n'a pas été perfectionnée et complétée par les procédés de suture osseuse, elle n'a abouti à la consolidation que dans des cas exceptionnels.

Le premier opéré de Blandin mourut 2 mois après de scarlatine. C'est M. Verneuil qui nous l'apprend. Une fois de plus une opération de bec-de-lièvre compliqué était rendue inutile par la mort rapide du sujet. A ce moment le tubercule était encore mobile. (Soc. chir., 2 janv. 1856.)

Après avoir donné ces renseignements, M. Verneuil ajoutait :

Il faut avouer qu'*a priori* on concevrait difficilement qu'il en fût autrement... Au jour actuel on ignore si le procédé de Blandin a jamais réussi et si la consolidation de la pièce médiane a jamais été obtenue.

Dans les discussions qui eurent lieu à cette époque sur le bec-de-lièvre (1856 et années suivantes), l'opinion des membres de la Société de chirurgie se montra très-peu favorable au procédé. On croyait généralement qu'il n'avait jamais donné de résultats satisfaisants.

On lit dans le compte-rendu de la même séance.

« M. Richet a pratiqué trois fois l'opération de Blandin et il est bien décidé à n'y avoir plus jamais recours à l'avenir, ses trois opérés, en effet, sont morts de convulsions à la suite d'hémorrhagies très-difficiles à arrêter » (Soc. chir., 2 janvier 1856).

Quelques jours après :

M. Demarquay interpellé par M. Richet sur les résultats de la pratique de Blandin, déclare qu'il a suivi plusieurs enfants opérés par la résection de la cloison et le refoulement du tubercule. Aucun d'eux n'a fourni de résultats satisfaisants. Au bout de cinq, six, douze mois même, le tubercule n'était pas consolidé et il ne s'est pas consolidé plus tard (Soc. chir., 16 janv. 1856).

Même en 1868, M. Broca pouvait dire encore :

« La question a été agitée plusieurs fois dans les discussions de la Société de chirurgie, et tous nos collègues qui ont pris la parole se sont accordés à dire qu'il n'y avait pas un seul cas où les résultats du procédé Blandin aient été satisfaisants » (Soc. chir., Broca, 22 avril 1868).

Nous pouvons encore invoquer l'opinion de M. Giraldès. En 1866, un de ses élèves, M. Thévenin, combattant dans sa thèse le procédé de Blandin au point de vue de la persistance de mobilité du tubercule, écrivait :

« De trois ou quatre opérations faites par ce procédé, M. Giraldès ne se rappelle que cette conséquence » (page 67).

Il n'était cependant pas exact de croire que l'opération n'eût jamais abouti jusque-là au résultat désiré.

Dès 1843, Blandin introduisait dans une leçon clinique, publiée par la *Gazette des hôpitaux* (14 janvier), une seconde observation à la fin de laquelle il pouvait dire :

« J'ai voulu attendre que le bouton osseux prît quelque consistance et contractât des adhérences solides dans sa nouvelle position. C'est ce qui est arrivé... Le succès a été on peut le dire complet. »

Mais un autre passage de la leçon montre qu'il ne s'agissait pas d'un véritable cal osseux.

En 1844, M. Morel Lavallée publiait dans le *Bulletin de thérapeutique* (p. 92) l'observation d'Alexis Pareille

un autre opéré de Blandin, chez lequel, ou moment
du départ de l'hôpital, le tubercule osseux avait déjà
« assez de fixité pour ne se laisse imprimer qu'avec
peine des mouvements de latéralité » (1).

Enfin en 1852 M. Bonnafont avait publié l'observation dont il va être question.

En somme, tout cela est bien peu de chose, eu égard
aux nombreuses tentatives qui avaient dû être faites, et
on s'explique l'opinion qui régnait à la Société de chirurgie.

On ne peut s'étonner du reste de la faiblesse des résultats obtenus. Devenu mobile et sans point d'appui
solide après l'excision du vomer, le tubercule ne saurait
se fixer en arrière qu'au moyen d'un cal osseux ou fi-
breux formé à la surface de la double section de cet os.
Mais il faudrait pour cela une résection bien exacte et
nn moyen de contention bien efficace du fragment antérieur. Blandin ne l'a pas indiqué et il est permis de
croire qu'il ne s'est peut-être pas assez rendu compte
de cette conséquence de son opération.

(1) Nous devons noter pour être complet, que le 9 janvier 1856,
M. Broca, présentait à la Société de chirurgie.

« Un enfant de 10 à 12 ans, chez lequel le tubercule est solide et de
niveau avec les maxillaires, il sert à la mastication, il permet à l'enfant de mordre et de couper les aliments avec les incisives, il est soutenu par la cloison médiane qui est très-épaisse et très-résistante. Par
malheur on ne sait pas ce qu'on lui a fait et comment il a été remis en
place, l'enfant ni les parents n'ont pu fournir à ce sujet aucun rensei-
gnement certain... L'enfant a subi une première opération en bas-âge,
puis une autre à l'âge de 5 ans. »

M. Broca avait, croyons-nous, fait cette présentation, pour répondre
aux doutes émis par plusieurs chirurgiens sur la questions de savoir si
l'opération de Blandin avait jamais donné un résultat sérieux. Il nous
semble en effet bien probable, que cet enfant avait subi une résection
du vomer.

Il fallait pour donner au procédé toute sa valeur un complément indispensable : l'excision jusqu'à l'os des quatre bords correspondants du tubercule et des maxillaires. On pouvait ainsi espérer une réunion solide au moyen d'une suture osseuse.

Dès 1843 cette idée était mise en pratique sur un enfant de 6 mois, par M. Debrou (d'Orléans). L'observation bien connue de M. Debrou manque de clarté sur le point essentiel, sur la question de savoir s'il poussa l'avivement jusqn'aux os, il semble plutôt qu'il se borna à exciser les parties molles. Quoi qu'il en soit, les résultats de cette opération furent médiocres (1).

M. Debrou dit bien à la fin de son observation qu'étant allé un mois après voir le malade avec M. Gosselin, il a trouvé « le tubercule osseux fixe et solide entre les deux os maxillaires. » Mais M. Gosselin, qui a pu suivre le sujet, disait en 1856 à la Société de chirurgie :

« L'enfant doit avoir aujourd'hui quinze à seize ans, mais il paraît que le tubercule n'est pas solide et vacille encore, il n'est sorti que deux incisives qui sont dirigées en avant d'une manière disgracieuse » (Soc. chir., 2 janv. 1856).

On serait, on le voit, fort gêné pour apprécier la valeur de cette manœuvre opératoire si l'on n'avait que l'observation de Debrou ; mais elle a été répétée et nous possédons aujourd'hui cinq cas au moins de suture osseuse bien constatée.

(1) Notons, pendant que nous sommes occupés de l'obs. de Debrou (Journ, de Malgaigne, 1844), un accident singulier :

« Nous ne pûmes examiner la portion retranchée, car le petit malade l'avala aussitôt qu'elle eut été détachée, malgré nos efforts pour la saisir dans sa bouche. »

Le cas de M. Bonnafont (*Gazette des hôpitaux*, 28 déc, 1852) ;

Le cas de M. Broca (lecture à la Société de chirurgie, en 1868) ;

Celui de M. A. Guérin. Observ. rédigée par M. Danet (Soc. de chir., 31 mars 1869) ;

Celui de M. Ribell (Soc. de chir., 22 déc. 1869) ;

Enfin celui de M. Duplay (Soc. de chir., 3 déc. 1873).

Voici en résumé les résultats obtenus par ces différents opérateurs.

« M. Bonnafont. — Quant au tubercule lui-même fortement serré entre les maxillaires, il a pris une position tout à fait immobile, seulement deux dents au lieu de quatre rempliront cet espace... »

Ajoutons que le tubercule n'était pas régulièrement placé ; il avait accompli un mouvement de rotation à droite sur son axe vertical.

M. Bonnafont s'était contenté de maintenir le tubercule en place, en le comprimant d'avant en arrière au moyen d'une bandelette de caoutchouc.

Quelques années après, M. Broca avait l'idée de favoriser la réunion du tubercule aux maxillaires par un double point de suture métallique, et il était en même temps assez heureux pour la réaliser.

Voici ce qu'écrivait à M. Broca le Dr M..., père de l'enfant opéré quelque temps après l'opération.

« ... J'ai examiné avec le plus grand soin l'état de la mâchoire supérieure de notre petit opéré. Les faces antérieures et postérieures de cette mâchoire ne sont marquées d'aucun sillon au niveau des sutures de l'os maxillaire avec les deux os sous-maxillaires ; seul le bord libre offre deux petites dépressions qui correspondent à la réunion. J'ai essayé à différentes reprises d'imprimer des mouvements antéro-postérieurs à cet os maxillaire. Il m'a été impossible d'éprouver la moindre sensation de déplacement. L'enfant serre très-fort entre la mâchoire les corps les plus durs, aussi bien au niveau du tubercule que partout ailleurs, il s'agit bien réellement d'une soudure osseuse » (Soc. chir., 22 avril 1868.)

La suture osseuse était donc un fait acquis, un progrès réalisé. L'opération de Blandin devenait une réalité pratique (1).

M. A. Guérin arrivait à un résultat excellent : « Au bout de 5 mois l'os avait toute la solidité désirable, » Il prenait soin de faire remarquer à la Société l'innocuité de la présence des fils d'argent dans la substance des os.

Les trois autres opérateurs imitèrent la conduite de M. Broca et après avoir avivé les bords osseux, passèrent des points de suture métallique à travers les os préalablement percés à l'aide d'un poinçon.

M. Ribell n'obtenait la réunion que d'un côté, il signalait de l'autre la nécrose d'une petite portion d'os.

Dans les quatre cas qui précèdent, la saillie du tubercule était totale, le cas de M. Duplay est différent. Il avait à opérer un bec-de-lièvre unilatéral avec saillie du tubercule incisif à gauche, en un mot un cas du deuxième genre, la saillie était de un centimètre. L'opération fut laborieuse ; nous aurons à y revenir.

Au vingtième jour la consolidation du fragment était presque complète, et M. Duplay a « appris depuis qu'elle était entièrement achevée. »

Nous avons tracé de l'opération de Blandin un tableau assez sombre. Nous avons parlé de ses inconvé-

(1) M. Broca nous dit qu'il prit soin dans son opération de passer les fils d'argent le plus loin possible du bord supérieur de l'arcade alvéolaire où se forment les follicules des dents permanentes.

Nous mentionnons ce détail parce qu'il répond à une objection de M. Giraldès : « J'ai employé il y a quelques mois, dit-il, le procédé que M. Broca nous a décrit comme sien. Le fil n'a pu être placé, car j'ai rencontré les bulbes dentaires. » (Soc. chir., 31 mars 1869.)

nients, de ses difficultés, de son peu de résultat, mais pas assez peut-être de son grand avantage, la conservation du tubercule et des dents incisives.

Nous croyons que l'opération de Blandin perfectionnée par l'application de la pince de M. Richet, faite en deux fois et à un âge convenable, complétée enfin par la suture osseuse qui seule peut lui donner toute son utilité, doit être conservée.

Je pense, a écrit M. Broca, que la méthode qui consiste à conserver le tubercule osseux dans le cas de bec-de-lièvre double compliqué de la saillie de ce tubercule, a été trop facilement abandonnée par les chirurgiens (Soc. chir., 22 avril 1868).

Elle se trouvera indiquée lorsque le tubercule incisif médiocrement saillant, régulier, assez large pour se souder aux bords de l'arcade alvéolaire sera en même temps garni de dents saines et dont on pourra espérer la conservation.

Au contraire la petitesse, l'irrégularité, la saillie notable, l'obliquité prononcée en avant du tubercule devront faire préférer le procédé de Franco. On tiendra grand compte du degré d'écrasement du nez. S'il est marqué, nous croyons qu'il est par le fait même contre-indiqué de réséquer le vomer, à moins qu'on ne juge possible de remédier par l'application d'une pièce prothétique, à l'atrophie du cartilage de la cloison.

CHAPITRE V

DE L'HÉMORRHAGIE DANS L'OPÉRATION DU BEC-DE-LIÈVRE
COMPLIQUÉ.

L'hémorrhagie est un danger commun aux procédés
de Franco et de Blandin, ainsi qu'à l'avivement de la
fente labiale.

Elle provient, dans le premier cas : de la surface de
section du tubercule osseux, soit qu'on le coupe au niveau de son pédicule, soit qu'on enlève sa partie la plus
saillante pour réunir la lèvre au-devant de lui ; de la
muqueuse divisée qui entoure ce tubercule, et enfin de
la face postérieure du tubercule charnu, quand on le
dissèque pour en former la sous-cloison.

Dans l'opération de Blandin : de la double surface de
section du vomer (nous disons surface, à cause de l'hypertrophie en largeur), de la muqueuse pituitaire inté-
ressée dans cette section, enfin, et surtout des artères
de la cloison augmentées en volume.

Dans le troisième cas, des deux surfaces d'avivement
de la lèvre supérieure, et de l'artère coronaire labiale
qui est souvent fort rapprochée du bord muqueux de la
division.

L'hémorrhagie qui se produit au niveau de la division
de la lèvre est la moins grave de toutes. Elle paraît
s'arrêter souvent spontanément.

On la combattra efficacement par la compression des
artères faciales ; au besoin, par le perchlorure de fer
et les autres hémostatiques.

Mais on n'oubliera pas que ces agents ne peuvent être

appliqués sans inconvénients sur des surfaces qu'on veut réunir.

L'artère coronaire sera tordue et au besoin liée.

Nous eûmes après l'incision du bord droit de la lèvre un jet de sang assez fort, qui me força à placer un fil de ligature, car je ne pus saisir le petit vaisseau avec une pince à torsion... A peine les fils venaient d'être placés que l'enfant épuisé par le sang qu'il avait perdu eut des mouvements de syncope; il fallut nous hâter de le faire revenir à lui. (Obs. de Debrou.)

L'hémorrhagie, qui est la conséquence de l'opération, de Franco, est déjà bien plus grave, et surtout bien plus difficile à combattre. Le tubercule charnu étant re-levé, on ne peut atteindre sa surface supérieure, et la lèvre, à peine réunie, recouvre ou la face antérieure du tubercule incisif divisé ou la section de son pédicule.

Mais c'est surtout l'hémorrhagie de la muqueuse pi-tuitaire des artères de la cloison et du vomer, celle en un mot de l'opération de Blandin qu'on doit craindre.

Nous l'avons dit, cette muqueuse est plus vasculaire qu'à l'état normal; les artères de la cloison sont augmen tées de volume, comme le vomer, et quoiqu'on puisse citer des cas où la torsion a réussi (1), on ne peut compter sur ce moyen.

C'est au cautère actuel qu'il faut avoir recours, lui seul est absolument efficace. Les auteurs sont d'accord sur ce point. M. Broca se sert du cautère galvanique que M. Middeldorpff a fait construire pour le canal nasal.

On verra, en parcourant le tableau d'observations, à quel point l'hémorrhagie est fréquente dans l'excision du tubercule ou la résection du vomer. On peut dire

(1) Blandin. Journal de Malgaigne, 1843.

qu'en entreprenant l'une ou l'autre de ces opérations, il faut s'attendre à cet accident.

Remarquons-le en passant ; s'il est vrai que l'hémorrhagie soit un accident fréquent de l'opération de Franco et de Blandin, qui sont le plus souvent les seules applicables ; s'il est vrai que cette hémorrhagie réclame l'application du cautère actuel sur des parties profondes, l'opération du bec-de-lièvre compliqué est redoutable pourles nouveau-nés. La nécessité de faire entrer en ligne de compte de pareils accidents et de pareils remèdes est, pour nous, un des plus forts arguments contre l'opération hâtive.

Mais si le tableau des observations peut montrer la fréquence de cet accident, il ne saurait donner une idée exacte de sa gravité.

Qu'on se reporte au récit de l'opération de M. Broca, cité plus haut ; qu'on se rappelle les trois opérations faites par M. Richet, l'une d'elles surtout où l'hémorrhagie qu'on ne put arrêter qu'à grand'peine, fut un moment si violente, quelle « faillit étouffer l'enfant ; » qu'on lise encore les exemples qui suivent, et on reconnaîtra qu'il serait difficile de donner de la gravité de cet accident une idée trop sévère.

Mais le sang qui s'était écoulé s'éjourna dans la bouche. L'enfant l'avala ; il y eut une syncope, accident qui, chez un adulte, serait de peu de valeur et qui, chez un enfant de 7 mois, est toujours une chose excessivement grave. La syncope fut telle que nous crûmes l'enfant mort. On jeta de l'eau froide sur la figure, on le porta près de la fenêtre ouverte, mais vainement. Alors j'introduisis promptement dans le larynx une sonde de femme. Cette manœuvre eut un très-heureux résultat. Je déplaçai de cette façon un caillot assez volumineux qui s'était introduit dans le larynx... Le malade reprit connaissance, la respiration se rétablit et l'enfant revint à la vie (Roux, *Gaz. des hôp.*, janv. 1846.)

Ce même accident, hémorrhagie et syncope, pendant l'opération, est mentionné dans une observation de Lafaye, chez un enfant de 4 ans (Mém. de l'Acad. de chir., t. I, p. 605).

Cette portion osseuse enlevée (il s'agit d'une section de Blandin), le sang coulait en abondance, mais sans hésiter et suivant en cela l'exemple de M. Guersant, nous portâmes de suite un bouton de fer rougi à blanc sur toute l'étendue de la petite plaie et nous nous rendîmes ainsi maîtres de l'hémorrhagie. Mais, malgré la promptitude de tout ce temps de l'opération, le sang était sorti en assez grande quantité pour engouer la gorge et produire des caillots dans la bouche, qu'il fallut extraire avec des pinces ou avec les doigts (Obs. de M. Bonnafont).

Bien que la suture fût terminée, du sang continuait à couler d'une façon sinon considérable, au moins assez inquiétante à cause de l'âge de l'enfant; aussi fallut-il faire immédiatement des irrigations d'eau vinaigrée et des applications de perchlorure de fer. Ce moyen ayant échoué, M. Marjolin, craignant que l'enfant ne s'affaiblît trop, résolut de voir nettement la source de l'hémorrhagie; en conséquence, il enleva les fils et s'apercevant que les deux bords de la plaie n'étaient pas exactement rapprochés dans toute l'étendue, mais qu'il restait à la partie inférieure un point où l'on voyait entre eux un léger écartement, il passa une troisième épingle ; aussitôt l'hémorrhagie s'arrêta. (Obs. de Marjolin, *Gaz. des hôp.*, 19 avril 1860.)

L'opération, une fois terminée, le danger n'est pas encore complètement éloigné. Dans bien des cas le sang, s'écoulant dans la bouche, a été avalé par l'enfant, et une hémorrhagie lente est restée longtemps inaperçue.

Dubois donne deux exemples de cet accident (Discours de 1845 à l'Académie).

« La mort, au dire de Jean-Louis Petit et de Bichat, a même pu en être la suite. » (Mémoire sans nom. d'auteur de la Bib. Nation., p. 46.)

Nous avons, en effet, une observation de Dupuytren

où la mort, qui survint quelque temps après, fut considérée comme une conséquence de la perte de sang qui avait suivi l'opération. Notons, dans ce cas, la gangrène du tubercule charnu qui avait été laissé libre (Leçons orales, t. IV, p. 96).

Une surveillance active est donc nécessaire pendant les quelques heures qui suivent.

CHAPITRE VI.

DES OPÉRATIONS APPLICABLES AUX CAS DU DEUXIÈME GENRE.

Nous avons dit, en commençant, la raison qui nous engageait à introduire dans l'étude de notre sujet une division de genres.

Nous voudrions que ce chapitre fût une démonstration suffisante de l'utilité de cette distinction. Nous avons dit aussi ce que nous entendons par bec-de-lièvre compliqué du second genre, mais peut-être y a-t-il lieu d'y revenir.

Le bec-de-lièvre compliqué étant essentiellement caractérisé par le développement exagéré du bourgeon médian de la face et par suite l'hypertrophie en tous sens du vomer. En second lieu, par l'arrêt du développement des bourgeons maxillaires entraînant l'atrophie et l'absence de réunion de la voûte palatine et du voile ; quand malgré cela le tubercule parvient à se souder d'un côté avec le maxillaire correspondant, sa projection au-devant de l'arcade alvéolaire qui est la conséquence de l'allongement de la cloison, ne peut se produire que de l'autre côté. Le tubercule est donc oblique, l'arcade alvéolaire irrégulière et fendue. En même temps le vomer qui se trouve bridé se courbe et se déforme, — voilà ce que nous appelons cas du second genre, qu'il y ait ou non fissure de la voûte palatine et du voile.

En voici un exemple très-bien caractérisé. C'est le cas dont M. Duplay a lu récemment l'observation à la Société de chirurgie. Elle a pour nous un grand intérêt.

« La lèvre est divisée dans toute sa hauteur depuis la narine gauche jusqu'au bord libre. Outre un écartement de 1 centimètre, les bords de la fissure sont inégaux et situés sur un plan différent, le bord droit |proémine fortement en avant, ce qui tient à la disposition des parties osseuses sous-jacentes. En effet, la fissure alvéolaire présente un écartement correspondant et le bord qui la limite à droite est projeté en avant et forme, par rapport au bord gauche situé en arrière, une saillie d'environ 1 centimètre. La narine gauche est considérablement aplatie et la cloison des fosses nasales fortement déviée à droite. Enfin mentionnons l'extension de la fissure labio-alvéolaire à la voûte palatine et au voile du palais. » (Soc. chir., 3 déc. 1873, lecture.)

La lésion est assez souvent encore aggravée par la projection en avant du bord externe de la fente osseuse qui appartient au maxillaire, et on observe de plus l'accolement de la lèvre aux parties dures.

Comment remédier à cette difformité? Dans bien des cas de ce genre, la saillie osseuse est médiocre, il est possible de faire au devant de la division du bord alvéolaire la suture de la lèvre, et comme il n'y a pas trop de tiraillement on obtient la réunion : ce sont là les cas heureux. L'opération est celle du bec-de-lièvre simple, on peut la tenter d'assez bonne heure et elle est en même temps qu'une restauration de la lèvre, un moyen efficace d'agir sur la déformation des os.

Il ne faut pas en effet, perdre de vue, quand on s'occupe du traitement de ces difformités, l'influence que peut avoir sur la forme des os dans la première enfance une pression douce mais continue. Nous le verrons mieux encore à propos du rétrécissement des fentes palatines.

Mais, disons-le tout de suite, nous croyons que tout ce qu'on peut chercher à obtenir d'effet utile, au point de vue du rétablissement de la forme des parties dures, dans les cas du deuxième genre, il faut le demander à la réunion labiale. Nous pensons qu'il n'y a rien à attendre ici des appareils compresseurs. Expliquons cette différence.

Quand la lèvre peut être réunie au devant du tubercule oblique et du bord déjeté en avant du maxillaire c'est que la difformité n'est pas considérable.

Il y a lieu, dans ce cas, de préférer ce moyen d'action. D'abord parce que l'on ne recherche qu'un faible résultat, ensuite, parce que pour l'obtenir on met en jeu une pression douce sans doute, mais qui agit sans interruption pendant des années entières. Nous préférons ici cette pression lente et faible à l'action d'un appareil qui, pour être efficace, doit agir vite.

Mais dans une autre série de cas, la réunion de la lèvre au devant de la division est impossible. C'est ce qui avait lieu chez l'enfant opéré par M. Duplay.

« Les deux parties de la lèvre ne pouvaient être réunies à cause de la saillie du bord droit de la division osseuse ; et avant de songer à la réunion des parties molles, il fallait faire disparaître cette saillie. » (Id., ibid.)

Ne faut-il pas alors chercher d'abord à rendre la réunion possible au moyen d'un appareil compresseur ?

On trouve dans le Dictionnaire chirurgical de Samuel Cooper une observation dans laquelle l'auteur réussit « au moyen d'une pelote a ressort portée tous les jours pendant plusieurs heures. »(Mémoire de Butcher.)

Il est difficile d'apprécier un fait sur une simple indication. Ou bien la saillie corrigée était faible, ou bien il faut invoquer ici une disposition anatomique qui n'aurait pas encore été signalée. La même remarque s'applique à un fait de M. Robert, (*Gaz. des hôp.*, 16 nov. 1852) qu'il faut rapprocher de celui-là. — Chez l'enfant du 15 mois observé par M. Robert, le tubercule osseux dirigé obliquement en bas et en avant, tenait à droite au maxillaire. Il y avait une double division de la lèvre et une large fente palatine. On appliqua un appareil à pelotes auxquelles fut attachée une sangle munie d'une petite plaque d'acier destinée « à refouler fortement et progressivement » l'os incisif. Sans parler de l'effet produit sur la division palatine. Le tubercule était au bout de deux mois et demi « complètement refoulé en arrière. » Nous croyons cependant, qu'en thèse générale, la compression doit être dans les cas de ce genre tout à fait inefficace.

Fixé au maxillaire, appuyé au vomer en arrière, le tubercule se trouve dans d'excellentes conditions de solidité et l'observation de M. Duplay le montre bien.

La résection de Blandin peut-elle être plus utile? Non, car elle ne touche pas à la suture osseuse du tubercule et du maxillaire de l'autre côté, qu'il faudrait encore fracturer.

Elle serait, du reste, souvent d'une exécution difficile, car la fente palatine marquée seulement d'un côté, ne serait pas assez large pour permettre aux ciseaux ou à la pince incisive d'embrasser le bord inférieur du vomer.

Ces ressources étant écartées, il reste l'excision de la partie saillante, le procédé de Butcher et l'opération de M. Duplay.

« Quand la mâchoire fait saillie en avant, dit Ast. Cooper, la première chose à faire est de retrancher la partie osseuse... Quand à moi, ajoute Butcher, mon opinion est que, dans aucun cas, on ne doit retrancher aucune portion du maxillaire saillant. »

Voici comment Butcher procède :

Il saisit avec une pince à larges mors les parties saillantes et déviées, et, sans disséquer la gencive, il les brise suffisamment pour pouvoir les refouler en arrière.

On voit facilement le danger de ces violences dont on ne peut limiter l'action. L'opération de M. Duplay est-elle plus séduisante ?

Après avoir avivé dans toute leur hauteur les deux bords de la fissure osseuse, et détaché les deux parties de la lèvre réunies à la face antérieure du maxillaire, j'incisai la muqueuse gingivale verticalement et dans toute la hauteur de la face antérieure du maxillaire, à droite de la ligne médiane, et à une distance correspondante à peu près à l'union de l'os incisif avec le maxillaire droit. Cela fait, le tranchant d'un ciseau fut porté directement d'avant en arrière au milieu de l'incision, et par quelques coups de marteau je fracturai l'os et j'essayai de faire basculer la portion ainsi détachée et de la refouler en arrière. Mais le fragment osseux était encore retenu par la cloison fortement déviée à droite et je dus en faire la section. » (Duplay, Soc. chir., 3 déc. 1873.)

Dès lors le fragment devint mobile. M. Duplay nous dit encore que la muqueuse palatine fut soigneusement ménagée pour assurer sa vitalité.

L'enfant opéré par M. Duplay n'avait que six mois et il a guéri. C'est même, comme nous l'avons vu déjà, un des cas rares ou l'on ait obtenu la réunion osseuse du tubercule au maxillaire.

Mais nous croyons que si l'on voulait renouveler cette opération dont nous ne connaissons pas d'autres exemple, il serait plus sage d'attendre.

M. Duplay, comme beaucoup d'autres chirurgiens, paraît avoir été surpris par la résistance des attaches du tubercule au vomer et du vomer lui-même. Nous ne voulons pas laisser passer ce détail sans le faire remarquer.

Revenons à l'opération de Butcher. Il nous donne quatre exemples d'opérations dans lesquelles il a fracturé le maxillaire.

Une de ces observations a trait à un bec-de-lièvre du troisième genre. On y voit qu'il fractura en travers les deux bords de la division des maxillaires.

Age : 2 mois. Guérison.

Les trois autres se rapportent à des lésions du second genre. On y compte deux guérisons à dix jours et à 13 ans et une mort à 6 ans. On remarquera ces bons résultats.

Ne quittons pas le mémoire de Butcher sans mentionner le conseil tout pratique qu'il donne de rouler l'enfant dans un drap et de le faire tenir, pour l'opération, dans une position demi-droite.

Il est bien difficile d'apprécier d'une façon générale et sans se baser sur la pratique la valeur de ces différents procédés opératoires. On ne saurait trop le répéter ; dans le bec-de-lièvre compliqué, le choix du procédé est surtout une question d'indication.

Ici pourtant, comme dans les cas de saillie totale du tubercule, nous sommes porté à préférer l'excision des parties dures saillantes, dans la mesure où elle est nécessaire pour permettre la réunion et assurer la bonne conformation ultérieure de la lèvre. Elle paraît cependant avoir été assez peu employée.

Nous lui trouvons deux avantages. Elle ménage à l'opéré le traumatisme et permet au chirurgien de se faire un plan d'opération bien net et de l'exécuter avec précision. Elle a sans doute pour inconvénient d'agrandir la fente alvéolaire. Mais il faut savoir faire des sacrifices nécessaires, et un sujet né avec un bec-de-lièvre compliqué de saillie osseuse doit se trouver satisfait d'une opération qui ne lui laisse finalement qu'une difformité presque invisible.

Nous avons encore sur le même sujet une observation intéressante et assez connue de M. Broca. (*Soc. chir.*, 26 février 1862.) La division s'étendait très-haut et la difformité était très-grande, mais il n'y eut pas ici d'opération sur les os.

Mentionnons enfin, pour finir, l'observation de M. Huguier. Cet opérateur eut l'idée d'utiliser un lambeau de la lèvre relevé en arrière pour boucher la fente palatine Le résultat paraît avoir été favorable. (*Société chir.*, 11 juin 1856.)

CHAPITRE VII.

DE LA RÉUNION DE LA LÈVRE SUPÉRIEURE DANS LE CAS DE BEC-DE-LIÈVRE COMPLIQUÉ.

Ce serait mal comprendre le but et le plan de ce travail que d'entrer dans un examen détaillé des divers procédés qui se rattachent à la réunion de la lèvre supérieure divisée par une fente congénitale.

Ces questions appartiennent au traitement du bec-de-lièvre simple, c'est-à-dire, à une partie de la médecine opératoire, aujourd'hui bien connue et qui, du reste, n'est pas notre sujet.

D'autre part, il semble impossible de négliger absolument de parler ici des différents modes de suture et des moyens d'en assurer le succès.

Mais, ce qui importe à notre sujet, c'est l'examen des difficultés spéciales que rencontre la réunion des fentes labiales, par le fait des complications du bec-de-lièvre.

Nous croyons qu'il y a lieu de passer en revue ces différents points, en glissant sur les premiers et en insistant sur les seconds.

Indiquons d'abord rapidement ces difficultés. Soit qu'on supprime le tubercule charnu médian, soit qu'on le dissèque pour le faire servir de sous-cloison, on se trouve souvent avoir à réunir des parties fort éloignées l'une de l'autre. Ces parties dépendant du bourgeon maxillaire, manquent d'épaisseur, elles sont atrophiées ; souvent encore, le dédoublement de la lèvre et du maxillaire n'a pas eu lieu, elle se trouve soudée aux os, et il faut absolument la disséquer pour parvenir à en amener les fragments au contact.

Dans une opération de Blandin mal réussie, ou encore lorsqu'on se borne à réséquer la partie la plus proéminente du tubercule, il faut réunir en avant des parties dures saillantes. De là des tiraillements, des insuccès.

Même inconvénient dans les cas du deuxième genre : on veut précisément réunir les lèvres pour combattre la saillie des os et cette saillie gêne la réunion. On n'obtient pas d'adhésion.

M. Lenoir a pratiqué diverses opérations de ce genre (2ᵉ genre) ; 5 ou 6 entre autres à l'hôpital Necker et il déclare n'avoir réussi qu'une seule fois. Il a constamment éprouvé de grandes difficultés à adapter les bords de la plaie, par la raison que l'un des os maxillaire présente toujours un angle saillant qui s'oppose à une adhésion exacte et que des déchirures surviennent au bout de quelques jours. (Soc. chir., 27 mars 1850).

Quelle que soit la suture qu'on adopte, il faut d'abord aviver les bords des parties à réunir. On utilise généralement ce temps de l'opération pour disposer ces parties de façon à rendre l'adhésion plus facile, plus solide et ultérieurement la cicatrice moins apparente.

Il est certainement peu de parties de la médecine opératoire où la recherche de la perfection ait fait naître autant d'ingénieux procédés. Le nombre en est considérable.

On peut conserver le tubercule médian ; le tailler en triangle, à base supérieure, et réunir ensuite les lambeaux de la lèvre sur ses côtés et au-dessous.

On peut le tailler carrément, enlever sur les deux bords externes du double bec-de-lièvre des angles droits rentrants, des espèces de mortaises, dans lesquelles le tubercule vient se placer.

On peut le supprimer, ou bien, comme nous l'avons déjà vu dans le premier chapitre, le faire servir de ous-cloison, en le relevant horizontalement en arrière et en le fixant en haut des fragments de la lèvre, réunis sur la ligne médiane.

On aide avantageusement, dans ce cas, la réunion par une double incision horizontale, au niveau de la base du nez.

L'absence de sous-cloison est une difformité bien légère pour un enfant atteint de bec-de-lièvre compliqué. Nous faisons peu de cas de cette utilisation du tubercule et nous pensons que, si cette sous-cloison devait brider l'extrémité antérieure du nez, si surtout elle devait empêcher l'application d'une cloison artificielle, mieux vaudrait en faire le sacrifice.

Contre plusieurs des lésions profondes que l'anatomie pathologique nous revèle, la chirurgie n'a pas de ressource, et quand il ne reste d'autre trace d'une difformité hideuse, qu'une absence de la sous-cloison, qu'une encoche de la lèvre supérieure, l'intervention chirurgicale a eté heureuse et le résultat est suffisant.

Les perfectionnements, parfois fort ingénieux, qu'on a apportés à l'opération du bec-de-lièvre simple, n'ont donc ici qu'une valeur restreinte. Ce qui est important, c'est de ne pas risquer, au point de vue d'une perfection de résultat qu'on pourrait ne pas obtenir, une partie de la lèvre si petite qu'elle soit. On se rappellera M. Richet, obligé de tenter la réunion de tissus devenus cicatriciels par trois opérations antérieures et échouant lui-même (Th. de Pétiau, obs. 2), et on préférera les procédés d'avivement les plus simples, ceux qui doivent donner le moins de tiraillement.

Nous tenons cependant à rappeler l'avivement oblique de M. Henry (de Nantes), parce que, bien employé, il pourra augmenter les chances de réunion.

On sait que M. Henry a proposé de donner aux surfaces avivées une obliquité en sens inverse, de façon à augmenter l'étendue du contact des parties saignantes.

Mais, avec ce procédé, la mise en place des points de suture doit être une opération délicate. Peut-être serait-il bon d'y adjoindre la double plaque de M. Denonvilliers.

Nous devons rappeler aussi le procédé de cheiloplastie de M. Sédillot, car il répond à une indication qu'on rencontre souvent dans le bec-de-lièvre compliqué, celle d'augmenter en hauteur une lèvre qui, réunie, serait insuffisante pour cacher les dents.

.... Une incision oblique, faite en dehors, et à 3 centimètres au-dessus de l'aile du nez, est continuée en bas, dans la direction du bord libre de la lèvre, dont elle rejoint la surface avivée. Le tubercule médian, taillé en V allongé, à pointe inférieure, sert en partie à former la cloison sous-nasale et en pratie à reconstituer la lèvre... La joue détachée en dehors de ses adhérences, avec l'os maxillaire, dans une étendue assez grande pour en permettre l'abaissement, est réunie de chaque côté par des sutures, avec les bords opposés de l'incision et du tubercule médian.... On reunit alors sur une ligne médiane la totalité des surfaces avivées du bec-de-lièvre, en ayant recours au procédé que j'ai antérieurement décrit et on obtient une lèvre épaisse, bien formée et d'une hauteur convenable. (Acad. des sc. du 28 octobre 1861.)

Au moment où l'on fait l'avivement, surtout si on détache les parties molles des os sous-jacents, il est utile de faire comprimer les artères faciales à leur passage devant les masséters. Les opérateurs paraissent s'être constamment bien trouvés de cette précaution.

On a employé, pour réunir les lèvres, la suture entortillée, la suture à points séparés et même la suture enchevillée.

La première a été de beaucoup la plus employée. Ce n'est guère que dans ces derniers temps que les avantages de la suture métallique à points séparés, habilement exposés dans un mémoire de M. Mirault, ont décidé quelques chirurgiens à s'en servir.

La suture entortillée a été fort critiquée. On lui a reproché de couper, d'ulcérer les tissus traversés par l'aiguille, d'étrangler les parties comprises entre le fil et la tige métallique, et de nuire ainsi singulièrement à la réunion que l'on recherche.

Le nombre des chirurgiens d'expérience qui se sont

associés à ce reproche, en montre bien toute l'importance.

Il est certain que les aiguilles rigides enflamment les tissus à un plus haut degré que les fils métalliques de la suture simple. Continuellement on voit signaler, à leur point d'émergence, une petite ulcération, une gouttelette de pus.

Il est non moins certain qu'elles coupent souvent, et en peu de temps, les tissus. Et cela, parce que, au moment où arrive le gonflement inflammatoire, nécessaire au travail de réunion, les parties molles se trouvent enfermées dans un arc de cercle inextensible, formé par l'épingle et par le fil.

On peut éviter la section des tissus en se servant d'un moyen vanté et mis en pratique par beaucoup d'opérateurs. Nous voulons parler du renouvellement des fils (1). Il consiste simplement à remplacer, tous les jours, les anses de fil de la veille par de nouvelles, qu se trouvent plus exactement adaptées à l'état des parties.

Les partisans du changement des fils, disent que, pendant cette manœuvre, un point trop comprimé peut reprendre un peu d'amplitude et encore que les fils ainsi substitués les uns aux autres ne pressent pas exactement les mêmes points.

Dès 1847, MM. Danyau et Guersant préconisaient ce moyen (Soc. chir., juin 1847 et 9 janv. 1856).

Plus tard, M. Gosselin le recommandait aussi (Soc. chir. 16 janv. 1856), en y ajoutant la précaution d'interposer un peu de coton entre le fil et la peau.

On pourra trouver ces détails un peu minutieux,

(1) Ajoutons-y la bandelette de caoutchouc passée dans les 2 extrémités de l'aiguille et l'épingle de Thierry.

mais tel ne sera pas, croyons-nous, l'avis des hommes familiarisés avec la pratique des réunions et des sutures de la face.

Le succès d'une semblable opération est au prix de ces menus détails, et il suffit de voir quelle importance les maîtres leur accordent pour en être convaincu.

Il serait sans doute avantageux de ne pas laisser un corps étranger au milieu des surfaces avivées à réunir; si fin qu'il soit, il est toujours capable de provoquer un point de suppuration. On a, pour éviter cet inconvénient, proposé d'enfoncer l'épingle perpendiculairement à la surface des tissus à réunir, mais c'est là le meilleur moyen de provoquer l'étranglement, qui est un inconvénient plus grave.

M. Denonvilliers, pour éviter les inconvénients de la présence des aiguilles au milieu des lèvres de la plaie, a proposé l'emploi de deux petites plaques en corne, percées chacune latéralement, et de haut en bas, d'une double rangée de trous. Ces deux plaques sont placées l'une en avant, l'autre en arrière de la lèvre avivée et des fils traversant la lèvre sont passés à travers les trous correspondants (Soc. chir. 21 nov. 1855 et 19 mars 1856).

Avec ce petit appareil, les tissus sont également pressés, les fils traversent la lèvre à distance de la plaie, qui est, de plus, protégée contre l'action de la langue.

On évitera de laisser les aiguilles trop longtemps en place. M. Guersant est d'avis de ne pas dépasser trois jours.

M. Verneuil. — Beaucoup d'insuccès lui semblent dus, à ce que les épingles sont enlevées trop tard, et en cela il est de l'avis de Desault.... La réunion, par première intention, est faite dans les trente-six heures ... Tout le monde sait avec quelle rapidité l'inflammation détruit les cicatrices récentes (Soc. chir., 26 nov. 1856).

M. Denonvilliers, qui a pratiqué un très-grand nombre de réunions et de sutures sur la face, chez des sujets de tout âge, a toujours vu les épingles entamer la peau, leur trajet s'ulcérer et suppurer toutes les fois qu'elles restaient plus de trois jours en place (Soc. chir., 16 janv. 1856).

On recommande, au moment de l'enlèvement des aiguilles, de faire pousser par un aide les joues en avant, afin d'éviter l'effet que pourraient produire les cris de l'enfant sur une cicatrice encore peu solide.

Ce n'est guère que de 1856, c'est-à-dire de la lettre de M. Mirault, à la Société de chirurgie, que date, croyons-nous, l'emploi de la suture entrecoupée. Ses avantages, et M. Mirault l'a bien montré, sont très-réels. Avec elle, point d'étranglement des tissus gonflés par l'inflammation. Le fil est bien toléré par les parties qu'il traverse. Il ulcère bien moins que l'aiguille et ce n'est qu'au sixième jour qu'il commence à diviser les tissus, au point d'application.

Malgré cela, nous croyons qu'il faut encore, dans bien des cas, préférer les aiguilles, surtout quand il s'agit d'opérer de jeunes enfants indociles.

On peut croire, en effet, qu'une personne qui n'a pas une très-grande habitude des réunions de la face, parviendra bien plus difficilement a un affrontement exact, et obtiendra finalement de moins beaux résultats par l'emploi de la suture à points séparés, que par celui de la suture entortillée. Dans celle-ci, les tours de fils suffisent à maintenir sur un même plan les bords de la division.

On a encore employé la suture enchevillée, et on a même pu obtenir avec elle un beau succès, car le sujet avait déjà subi deux opérations infructueuses, qui avaient successivement agrandi la fissure ; le cas est de M. Gosselin (*Gaz. des hôp.*, 26 octobre 1861).

L'idée est assurément rationnelle, mais on manque des documents pour l'apprécier pratiquement.

Disons, à ce propos, que dans un autre cas cité dans une lettre de M. Letenneur, on fut obligé de laisser les fils en place pendant trois semaines, cela n'eut pas de graves inconvénients. Il n'en eût pas été de même avec la suture entortillée (Soc. chir., 10 août 1864).

A propos de cette lettre, M. Giraldès fit remarquer que MM. Denonvilliers, Mirault, Letenneur, Guersant et lui-même, enfin M. Koch de Guy's Hospital, avaient abandonné à ce moment l'usage des épingles.

Un complément fort utile de l'opération sur les lèvres c'est le décollement, la dissection des joues au voisinage de la division labiale. Il n'est pas rare, en effet (nous l'avons vu), lorsque la lésion est profonde, de trouver les lambeaux atrophiés de la lèvre accolés aux os maxillaires. C'est encore là une complication du bec-de-lièvre.

Il est clair que dans ce cas on ne saurait réussir sans disséquer.

Mais nous voulons surtout parler ici, des décollements sans lesquels la réunion ne serait pas absolument impossible, et qui sont employés simplement comme moyens adjuvants de la suture.

Ils sont recommandés par divers auteurs, qui veulent qu'on les étende assez loin.

M. Depaul, parlant d'opérations de becs-de-lièvre sans déformation osseuse, disait à la Société de chirurgie le 6 août 1867 :

Les bons résultats que j'obtiens sont dus à deux circonstances que je crois capitales :

1° Je fais de larges décollements des parties à rapprocher ;

2° Je fais un large avivement des lèvres, afin d'affronter de arges surfaces saignantes.

Notons pourtant que cette pratique est combattue par M. Giraldès, à qui elle paraît « essentiellement mauvaise. » (Soc. chir., 9 mars 1865.)

On comprend ordinairement dans cette manœuvre opératoire les ailes du nez, et elle offre alors un autre précieux avantage, c'est son efficacité pour combattre l'écrasement de cet organe. On voit facilement qu'en détachant par leur face profonde les ailes du nez, étalées pour ainsi dire sur la face, et en les rapprochant de la ligne médiane, on doit faire saillir en avant la partie antérieure de l'organe, à moins qu'elle ne soit bridée par une sous-cloison trop courte.

Le résultat cherché sera d'autant mieux atteint que la charpente cartilagineuse du nez sera plus développée. . On peut savoir d'avance l'état de ces parties.

Nous avons eu occasion, à propos de l'opération de Franco, de parler de l'épingle de Philipps, et de dire qu'elle nous semblait inefficace (employée seule), pour augmenter la saillie du nez. Que les ailes soient ou non garnies de leurs cartilages, l'épingle, une fois enlevée, le nez doit reprendre sa forme première. Nous ne saurions donc nous étonner de voir M. Richard déclarer « qu'il n'a jamais vu réussir le procédé de Philipps pour soutenir les narines. » (Société chirurg., 20 août 1859.)

Il n'en est pas de même quand on a disséqué les joues. L'épingle, peut être alors d'une utilité très-grande en offrant un point d'appui solide, pour maintenir les parties molles en place pendant le travail de cicatrisation.

La suture, une fois placée, divers moyens ont été préconisés pour favoriser l'adhérence des parties réunies et exposées au tiraillement, lequel est surtout à craindre quand on est obligé de réunir sans utiliser le tubercule médian.

Or, c'est ce qui arrive souvent dans le bec-de-lièvre compliqué, et cette circonstance donne ici à ces détails une importance particulière.

Le bandage de Desault est un de ces moyens. — Nous ne parlons pas de celui de Franco qui est trop primitif. — Il se compose d'une bande à deux globes qui, fixée en arrière au bonnet du malade, est ramenée en avant sur les joues où se trouve placé, de chaque côté, un rouleau de linge.

Ce bandage doit comprimer le nez et déranger la suture ; aussi voyons-nous qu'on a proposé pour ramener les joues en avant beaucoup d'appareils plus perfectionnés, servant en même temps à diminuer la fente palatine. C'est ainsi qu'on compte l'appareil de Blandin, d'Enaux, celui de Valentin, de Van Camp, de Martin, le ressort de La Charrière et celui de Hainsby qui s'en rapproche.

Ce dernier se compose essentiellement d'un ressort qui passe derrière la tête et supporte latéralement, au niveau des joues, deux pelotes qui les pressent et les poussent en avant.

On s'est encore servi, dans ce but, de sparadrap de diachylon, soit en appliquant sur les joues des morceaux assez forts, pour servir de points d'appui à des fils passant au devant de la plaie, soit en appliquant directement sur la plaie des bandelettes placées dans l'intervalle des aiguilles ou taillées, de façon à laisser passer leurs extrémités.

C'est là, pour M. Bardinet (de Limoges) (*Gaz. hebd.*, 15 janvier 1869), un bandage qui ne comprime pas les tissus. Cela est possible, mais l'emplâtre de diachylon a un inconvénient que nous indique M. Guersant : les bandelettes ont quelquefois produit des érysipèles. Il est certain que, malgré cela, on ne devrait pas hésiter à les employer, s'il y avait tendance à la désunion.

Peut-être même valent-elles mieux que tous les appareils mécaniques, car, appliquer un appareil autour de la tête d'un enfant qui vient d'être opéré, comprimer ses joues à l'aide de pelotes, c'est augmenter les causes d'agitation et de fièvre, alors qu'on recherche surtout la tranquillité, alors que la fièvre est éminemment nuisible au travail de réunion; c'est créer des chances défavorables au succès de l'opération. Disons pourtant que Butcher s'est servi avec avantage de l'appareil de Hainsby.

M. Demarquay a vu, à l'Hôtel-Dieu, dans le service de Blandin, la compression latérale des maxillaires produire des plaques gangréneuses. Il a observé en ville deux exemples de ces fâcheux résultats (Soc. chir., 27 mars 1850).

Il est vrai qu'il dit, plus tard, que lorsquelles furent détachées et que les plaies furent cicatrisées, il restait à peine trace de la perte de substance (16 janvier 1856).

Pour toutes ces raisons, beaucoup de chirurgiens emploient, depuis longtemps, pour neutraliser les effets du tiraillement de la suture après l'opération, un autre moyen plus simple, mais qu'on n'a pas malheureusement toujours à sa disposition.

Il consiste à placer auprès de l'enfant une aide attentive qui, au moindre cri, à la moindre contraction des muscles de la face, presse les joues avec les doigts en les poussant en avant.

MM. Depaul, Lenoir, recommandent ce moyen, Guersant le préfère à tout autre, M. Godefroid (de Rennes) se félicite de son emploi (*Gaz. des hôp.*, 16 juin 1842).

Toutes ces précautions, une fois prises contre le tiraillement, il faut prévoir encore un autre écueil, l'action de la langue sur la suture.

L'enfant sollicité par la douleur, promène sans cesse la pointe de la langue sur la partie postérieure de la petite plaie, et ce mouvement répété, empêche souvent, ou même détruit, un travail de réunion bien commencé.

C'est surtout quand on vient d'enlever les aiguilles qu'il faut craindre ce danger de désunion, naturellement plus sérieux dans le cas d'excision du tubercule osseux.

Cette action de la langue, dit M. Broca, trop peu étudiée par les chirurgiens, est certainement une des principales causes, peut-être même la principale cause de l'insuccès de l'opération du bec-de-lièvre compliqué (Soc. chir., 26 fév. 1862).

Ce n'est pas d'aujourd'hui qu'on a signalé cette difficulté, et qu'on a cherché à y porter remède. L'appareil de Goyrand est déjà vieux. On sait qu'il consiste en une mentonnière métallique, fixée par des cordons, et dont le bord antérieur, qui s'élève au niveau de la bouche, porte une lame horizontale d'ivoire. Cette lame applique la langue de l'enfant sur le plancher de la bouche.

Un auteur a qualifié l'application de cet appareil, de supplice. Le mot n'est pas trop fort, quand on songe qu'il doit rester en place une semaine au moins.

Si la gêne, imposée au petit malade, paraissait une faible objection, on pourrait dire qu'il faut au moins se préoccuper de l'irritation et de l'état fébrile qui peuvent en être la conséquence.

M. Sédillot ne croit pas que cet appareil soit d'une application pratique (*Traité de méd. opér.*, t. II).

Nous possédons heureusement contre l'action de la langue des ressources aussi efficaces et d'une application infiniment moins pénible pour le malade.

M. Broca, dans un cas où l'action de la langue sur la suture était particulièrement à craindre (l'enfant la remuait constamment dans la bouche), eut l'idée de mouler une plaque de plomb, peu épaisse, et par conséquent très-malléable sur les parties qu'il voulait protéger. La plaque ayant été repliée en avant et en haut sur la face extérieure de la lèvre, cet organe se trouvait ainsi enfermé dans une gouttière métallique.

Pour la fixer en position, M. Broca avait eu soin de traverser le métal avec une anse de fil qui, passée à travers la fente palatine, allait un peu plus haut se fixer à la cloison.

La double plaque de M. Denonvilliers ou la plaque postérieure unique de M. Guersant, répondent aussi parfaitement à l'indication à remplir.

Ces deux moyens, bien simples, nous semblent condamner l'appareil de Goyrand à ne plus servir.

Enfin, plusieurs chirurgiens remarquant que dans les cas où l'on emploie la suture entortillée, la désunion produite par la langue, commence souvent au point le plus inférieur de la réunion, ont eu l'idée de placer à ce niveau un point de suture métallique. On a eu plusieurs fois à se louer de ce moyen, du reste, inoffensif.

Après avoir parlé assez longuement des difficultés

que rencontre la restauration labiale, il nous reste à dire quelques mots des cas nombreux observés de réunion secondaire.

C'est, du reste, un fait assez connu que, lorsque la suture n'a réussi qu'en un point si petit qu'il soit, on est en droit d'espérer une réunion ultérieure de la lèvre. Même après un insuccès complet, on a vu un certain nombre de cas où la réunion s'est faite spontanément, un peu plus tard, à l'étonnement des opérateurs.

Ces faits sont même assez nombreux pour qu'on puisse croire sans chercher à rattacher cette opinion à aucune notion théorique, et en se tenant sur le terrain clinique, qu'il y a dans le bec-de-lièvre une tendance naturelle à la réunion de la lèvre aussi bien qu'à l'oblitération des fentes de la voûte palatine.

En voici quelques exemples :

... La réunion ne se fit pas. Il ne resta qu'une petite bride faible et de fort peu de largeur, entre les deux bords de la division. Dans tout le reste de l'étendue de la plaie, il y avait décollement complet, je n'espérais plus dès lors le succès... Je perdis cet enfant de vue pendant une quinzaine de jours environ. Au bout de ce temps, on me le rapporta et je fus étonné de voir une réunion complète et une consolidation parfaite. Depuis cette époque, j'ai plusieurs fois revu l'enfant, il a grandi, la réunion des bords de la lèvre s'est maintenue (Roux, *Gazette des Hôp.*, 29 janv. 1846.)

Au quatrième jour, il ne restait, à l'angle supérieur de la plaie, qu'un point cicatriciel excessivement mince. Les lèvres de la solution de continuité s'étaient couvertes d'une couche pultacée. Je touchai, plusieurs jours de suite, les surfaces ulcérées avec un pinceau imbibé d'acide chlorhydrique fumant, je fis promener l'enfant au grand air et j'obtins ainsi une réunion secondaire auss satisfaisante que possible (Obs. de Fano, *Gazette des Hôp.*, 18 octobre 1860.)

Nous connaissons encore sur le même sujet, 1 cas de M. Richard (Soc. chir., 26 novembre 1856), et un

cas mentionné dans la thèse de M. Petiau ; c'est sa troisième observation.

Quant à la tendance à la guérison, nous pouvons encore l'appuyer sur ceci :

Marjolin rapporte qu'il a constaté trois ou quatre fois
sur des becs-de-lièvre, un commencement de réunion
survenu pendant la vie intra-utérine (Soc. chir., 2 février 1859).

M. Desormeaux mentionne un cas où il y avait bec-
de-lièvre à droite, et à gauche cicatrice pouvant faire
croire à une opération antérieure (*Id.*, *ibid.*).

Disons enfin que M. Rennert (de Bergerac), a publié
trois cas de « couture congéniale de la lèvre supérieure
ou bec-de-lièvre cicatrisé dans le ventre de la mère. »
(*Gaz. des hôp.*, 11 mars 1848). Dans le deuxième, l'os
maxillaire forme, en avant, un angle plus aigu qu'à
l'état normal.

Nous ne pouvons terminer ce chapitre sans parler
d'un accident observé deux fois, et qu'on ne saurait
oublier.

Il s'agit de deux cas d'asphyxie produite immédiatement après la réunion des parties molles.

M. Sédillot, qui l'a peut-être observé, en donne une
théorie que nous n'acceptons qu'avec réserve (Académie
des sciences, 28 octobre 1861).

« Nous avons, dit-il, appelé l'attention sur un danger
très-grave auquel les jeunes enfants sont exposés. La
lèvre inférieure, devenue temporairement d'une étendue exagérée par le resserrement de la supérieure est
attirée dans l'intérieur de la bouche, pendant les inspi-
rations et devient une cause d'asphyxie. Une surveil-

lance attentive... suffit pour prévenir ce grave accident. »

Quoi qu'il en soit de l'explication, l'un des deux cas est dû à M. Verneuil, qui fut assez heureux pour reconnaître à temps la cause d'asphyxie et la supprimer en détruisant l'appareil (Soc. chir., 10 juillet 1867).

L'autre fait a été observé par M, Wolkmann (de Halle), et communiqué à la Société d'obstétrique de Berlin.

Lorsque le dernier point de suture fut rapproché, l'enfant devint, sur le champ bleu et cessa de respirer. Comme on ne découvrait dans le pharynx, ni sang, ni mucosités, que l'enfant tenait sa bouche fortement close et menaçait de rendre l'âme, toutes les sutures furent enlevées. Aussitôt l'enfant fit une inspiration profonde et parut comme ressuscité.

L'état paraît si satisfaisant, qu'on tente de nouveau la réunion après quelques heures. Tout va bien d'abord mais bientôt les mêmes accidents se reproduisent et l'enfant succombe (*Gaz. hebd.*, 13 août 1858).

A la suite de cette communication, M. Biefel rappelait à la Société que Langenbeck laissait auprès de l'enfant une garde-malade expérimentée, avec la consigne d'ouvrir la bouche et de déprimer la langue avec une spatule, aussitôt qu'une gêne de la respiration se manifesterait.

Nous trouvons enfin dans deux des observations empruntées par M. Henry à la pratique de M. Guersant la mention « un instant menace d'asphyxie ». Il faut ajouter que dans les deux cas on avait appliqué une « pince nasale ». (Union méd., 1853, p. 151, obs. V et VII.).

CHAPITRE VIII.

DE L'AGE AUQUEL IL CONVIENT D'ENTREPRENDRE L'OPÉRATION DU BEC-DE-LIÈVRE COMPLIQUÉ.

Nous abordons, avec la question de l'âge opportun pour l'opération du bec-de-lièvre compliqué, la partie la plus importante de notre travail.

On est d'accord aujourd'hui pour dire qu'il faut opérer à la naissance le bec-de-lièvre simple, mais il n'en est pas de même pour le vice de conformation qui nous occupe. La question qui fait l'objet de ce chapitre a été, dans ces derniers temps, vivement discutée.

On peut dire qu'elle faisait le fond des discussions qui eurent lieu à la Société de chirurgie en 1856 et dans les années suivantes. Nous croyons, et nous voudrions montrer que c'est faute d'avoir assez distingué de toutes les autres complications le cas de saillie notable du tubercule inter-maxillaire, que des hommes de savoir et d'expérience ont pu se trouver en contradiction sur un point de pratique aussi simple.

Examinons d'abord l'opération hâtive.

Elle a, en réalité, de très-sérieux avantages. Elle est d'abord plus efficace. Qui pourrait contester qu'une difformité réparée à la naissance, doit laisser plus tard moins de traces que lorsqu'on attend, pour l'opérer, que les parties se soient développées dans leur état de déformation?

De plus, nous avons vu, au précédent chapitre, qu'il

y a chez les enfants atteints de bec-de-lièvre, une tendance à la guérison, à la réparation, qui se manifeste non-seulement par la réunion secondaire, mais aussi par les cas nombreux où l'on a signalé la fermeture ou la diminution notable d'une large division de la voûte palatine.

L'opération est plus facile, car le nouveau-né est facilement maintenu. A six où huit ans, comme le remarque Butcher, l'enfant devient le plus ingouvernable des malades. Il y a moins d'ébranlement nerveux, le nouveau-né ne craint ni ne prévoit. Il s'endort sitôt l'opération finie.

Les muscles de la face sont moins développés, leurs contractions et, par suite, les pleurs et les cris sont moins nuisibles à la réunion (Butcher).

Enfin, l'argument le plus fort en faveur de l'opération hâtive, a trait à l'éducation des enfants.

Sitôt que l'intelligence s'éveille l'enfant a conscience de sa difformité, il se sent un objet de répulsion et devient timide. Ce sentiment est parfois très-vif; nous avons lu qu'un enfant ainsi défiguré se cachait absolument de ses camarades. Sa parole étant le plus souvent nasonnée, il évite d'en faire usage, parfois même elle est inintelligible et il se trouve alors forcément privé des moyens ordinaires d'éducation. Or, c'est par l'exercice de la parole que l'intelligence de l'enfant se développe, et l'expérience est ici d'accord avec l'induction, pour nous montrer que l'intelligence reste bornée chez l'enfant qui ne parle pas. L'opération du bec-de-lièvre ne ferme pas sans doute la fente de la voute palatine, mais elle favorise singulièrement le rapprochement de ses bords. De plus, il est bien prouvé aujourd'hui que les habitudes musculaires, prises dans l'enfance, entrent pour une forte part dans les causes du nasonnement. Plus tard il est irrémédiable. Or, l'opération prévient ces habitudes dans la mesure du possible.

Cet argument serait vraiment bien fort si l'opération n'étant pas faite à la naissance, devait par le fait même être retardée jusqu'à quinze ans. Les inconvénients que nous venons d'énumérer sont d'une nature tellement grave, qu'on serait alors excusable en faisant courir à l'enfant un réel danger pour les éloigner de lui. Mais la question ne peut se poser ainsi. A cinq, six, sept ans l'éducation commence à peine, jusque-là l'enfant a pu être élevé à part sans difficulté.

Enfin, les cas comme celui de l'enfant opéré par Blandin, à qui il était tout à fait impossible d'articuler des sons intelligibles sont assez rares, croyons-nous, pour qu'on soit en droit d'en écarter la prévision‘ quand on discute à la naissance le parti à prendre à l'égard de l'opération.

On pourrait prolonger cette exposition des avantages de l'opération immédiate et faire valoir, avec Dubois, la satisfaction qu'elle donne aux parents tourmentés, parler de l'allaitement qu'elle facilite et du développement plus régulier qui doit en résulter; on pourrait mettre en regard quelques-uns des avantages de l'opération retardée et parler de la fragilité moins grande des tissus, des facilités que peut procurer à l'opérateur la bonne volonté du patient, qui désirant voir disparaître son infirmité, évitera les cris et les contractions musculaires de la face. Encore faut il pour cela attendre un certain âge.

Mais tout cela est secondaire et nous ne nous y arrêtons pas. Tous les arguments en faveur de l'opération immédiate, toutes les objections à l'opération retardée sont dominés par une question plus importante : celle des résultats de l'opération hâtive sur la mortalité.

Discussion. — Voici la liste des principaux partisans de l'opération à la naissance :

Busch (de Strasbourg). — Sharp. — Ledran. — Heister. — Roonhuysen (10 semaines). — Butcher (8 jours à 3 mois). — Bonfils. — Richet. — Depaul (1re semaine). — Broca (?). — Desormeaux. — Jobert. — Giraldès. — Chassaignac.

Voici la liste des partisans de l'opération plus ou moins retardée :

Dionis (5 à 6 ans). — Garengeot (4 à 5 ans). — Bertrandi. — Muys (6 mois). — Lassus (2 à 3 ans). — Richerand. — Roux. — Dubois. — Sanson (3 à 5 ans). — Boyer (3 à 5 ans). — Dupuytren (3 mois). — Blandin (2 ans). — Mirault. — Denonvillers (6 mois environ ou après 6 ou 7 ans). — Michon (15 à 18 mois). — Guersant (1 an à 18 mois). — A. Guerin (18 mois à 2 ans). — Demarquay. — Diffenbach. — Ast. Cooper (2 ans). — Liston (2 à 3 ans). — Syme (2 ans). — Chelius (8 mois).

Mais il ne suffit pas de mettre les noms de Roux, de Guersant, de Michon, parmi ceux des adversaires de l'opération hâtive ; il faut encore montrer en quels termes ils la condamnent.

« Dans le cas de bec-de-lièvre double et compliqué d'écartement des os sur des enfants faibles et maladifs, non il ne faut pas opérer, je m'en abstiendrai toujours. Je ne conseille l'opération et je désire que cela soit bien entendu, que dans le cas de difformité simple

et sur des enfants robustes et en plein état de santé. » (Dubois,
Discours de 1845 à l'Académie).

A la fin de cette même séance, Roux prend la parole.
Nous citons le compte rendu de la *Gazette des hôpitaux*,
(29 mars 1845).

« Il a toujours témoigné beaucoup d'appréhension contre l'opération sur de très jeunes enfants. Il a été témoin de faits très-fâ-
cheux. Un jour c'est un enfant qu'on trouve mort dans son lit le
lendemain de l'opération. Un autre jour pendant l'opération c'est
une longue syncope qui fait croire que l'enfant est mort. Dans une
autre circonstance, le petit opéré ne pouvait plus prendre d'alimente. Mais peut-être, ajoute M. Roux, ces cas n'étaient-ils pas
tout à fait exempts de complication et dans ces cas en thèse générale il y a danger d'opérer. »

« Je ne crois pas que l'enfant nouveau-né soit susceptible de supporter une opération plus longue et plus laborieuse que celle du
bec-de-lièvre simple (Roux, *Gaz. des hôp.*, janv. 1846). »

« Cette opération a toujours beaucoup plus de succès chez les
adultes que chez les enfants. Les premiers sentent beaucoup mieux
l'importance d'une tranquillité, d'une immobilité parfaites... » (Dupuytren, *Gaz. des hôp.*, 17 nov. 1832).

Disons pourtant que Dupuytren semble n'avoir en vue
que l'influence de la tranquillité du malade sur la cicatrisation de la lèvre.

« Je suppose en effet... qu'on n'a pas tenté l'opération sur un enfant de moins de 2 ans, ce qui ne conviendrait sous aucune espèce
de rapport. » (Blandin, Journal de Malgaigne, janv, 1843).

Michon. — Quand on opère un bec-de-lièvre compliqué immédiatement à la naissance, l'enfant peut être considéré comme sacrifié... Le refoulement, l'ablation, la section du tubercule sont
également graves, les sutures manquent de points d'appui quand
la pièce médiane est enlevée et alors elles échouent. » (Soc. chir.,
9 janv. 1856).

« J'ai suivi avec un vif intérêt la discussion... C'est avec raison que
vous vous êtes déclarés contre l'opération précoce du bec-de-lièvre
compliqué, et M. Michon, un de vos savants collègues, n'a pas

formulé son opinion d'une manière trop énergique en disant qu'un enfant opéré dans cette situation extrême est un enfant sacrifié. Cette décision émanée d'hommes aussi compétents, dissipera, n'en doutons pas, l'incertitude des jeunes praticiens et mettra un terme à des tentatives hasardeuses qui compromettaient l'honneur de notre art, en même temps que des intérêts sacrés. » (Mirault, Lettre à la Soc. de chir. *Gaz. des hôp.*, 21 avril 1857.)

«En résumé, dans les cas compliqués, l'opération hâtive serait réellement désirable et utile, mais ses dangers sont si grands qu'on est forcé d'y renoncer.» (Denonvilliers, Discours, Soc. chir., 9 janv. 1856).

«Jamais M. Lenoir n'a réussi en opérant à la naissance les cas compliqués.» (Même séance).

«M. Marjolin a suivi tous les enfants qui lui ont été présentés et il a vu succomber tous ceux qui n'avaient pas été opérés et qui présentaient une faiblesse générale ou quelque autre vice de conformation. Ceux qui ont survécu ont été opérés six ou sept mois après la naissance. » (Soc. chir., 2 fév. 1859).

« Plus je fais d'opérations de bec-de-lièvre, plus je suis convaincu... qu'en opérant un bec-de-lièvre compliqué quel que soit l'âge, c'est par exception qu'on réussit. » (Guersant, Soc. de méd. pratique, 14 octobre 1857).

«M. Guersant a fait au moins dix fois l'ablation du tubercule médian, les sutures labiales ont toujours échoué. Jamais il n'a obtenu un seul succès. » (Soc. chir., 9 janv. 1856).

« L'opinion de M. Guersant se fonde sur plus de 200 cas recueillis en quatorze ans d'exercice. » (Soc. chir., 16 janv. 1856).

« Nul motif sérieux avouable n'autorise à agir sur eux (les nouveau-nés) dès les premiers jours. » (P. Diday, *Gaz. hebd.*, 12 février 1856).

Nous avons voulu donner cette suite un peu longue de citations, parce que toutes elles émanent de chirurgiens de mérite.

Ce ne sont pas ici des opinions basées sur cinq ou six faits, quelquefois moins. Tous les hommes dont nous invoquons l'autorité ont derrière eux une longue pratique. Quelques-uns ont dirigé des services dans des hôpitaux d'enfants, et c'est ici avant tout une question d'expérience.

Nous voudrions surtout attirer l'attention sur l'aveu de M. Guersant. Les quelques mots du Bulletin de la Société de chirurgie, où il déclare que son expérience se base sur plus de deux cents cas, nous paraissent plus importants que les paroles sévères de M. Michon, plus importants même que l'adhésion de M. Mirault, si compétent en pareille matière.

Que disent les défenseurs de l'opinion contraire?

M. Chassaignac. — Quant à moi, je suis convaincu qu'ils offrent à la naissance toute la résistance nécessaire. C'est surtout l'opposition faite depuis longtemps par notre collègue (M. Guersant), qui a détourné les chirurgiens de ces opérations faites dans les premiers jours qui suivent la naissance. Je suis de ceux qui ont subi cette influence, mais depuis quelques années j'ai passé outre, j'ai opéré et j'ai réussi. Je suis persuadé que les insuccès de M. Guersant tiennent à ce qu'il n'a pas assez décollé les lambeaux du côté de l'apophyse montante (Soc. chir., 29 février 1860).

M. Guersant répond « qu'il persiste parce qu'il n'a jamais réussi depuis qu'il est à l'hôpital des enfants. Il a cependant largement disséqué les lambeaux suivant le précepte de Dupuytren. »

M. Depaul. — Quant à l'opinion de M. Verneuil sur l'inopportunité d'opérer lorsqu'il y a saillie du tubercule intermaxillaire. Il ne la partage pas. Il a opéré dans ces conditions en excisant le tubercule et il a réussi (Soc. chir., 20 avril 1859).

M. Guersant voudrait, avant d'engager à pratiquer ces opérations prématurées, connaître au moins un certain nombre de succès, M. Depaul répond qu'il compte un grand nombre de succès (Soc. chir., 12 juin 1861).

M. Depaul. — Aujourd'hui on sait très-positivement que le jeune âge loin d'être un obstacle est une condition favorable (Soc. chir., 22 février 1860).

De simples indications, comme celles qui précèdent,

ne nous semblent avoir qu'une valeur restreinte. Nous demandons où sont les cas de M. Chassaignac, où sont les observations de M. Depaul? nous ne les avons pas rencontrées dans nos recherches. Nous croyons que si les faits dont il s'agit pouvaient être examinés de plus près, nous y trouverions surtout des cas du premier et du second genre, mais très-peu de cas de saillie prononcée du tubercule.

Nous ne voyons, parmi les membres de la Société, que M. Verneuil qui ait bien indiqué les dangers spéciaux de l'opération faite dans les cas de proéminence des os incisifs. Mais, malgré ce qu'a pu dire M. Verneuil, cette absence d'une distinction nécessaire est au fond de la plupart des discussions de la Société. Écoutons, par exemple M. Desormeaux, qui se joint aux défenseurs de l'opération immédiate. M. Desormeaux nous dit aussi qu'il a opéré et réussi.

M. Desormeaux. — J'ai cru devoir demander la parole afin de soutenir l'opinion contraire qui me paraît préférable et d'apporter à notre confrères les observations de deux enfants opérés peu de temps après la naissance et sur qui l'opération a complètement réussi : les deux enfants avaient comme le malade de M. Chassaignac des becs-de-lièvre compliqués de division du voile du palais (Soc. chir., 19 janv. 1859).

Chez ces deux enfants, le tubercule osseux ne faisait saillie que d'un côté ; le vice de conformation était du 2ᵉ genre, et l'opération s'était bornée à la réunion de la lèvre.

De même, M. Chassaignac présente à la Société, le 20 avril 1859, un enfant opéré par lui, avec succès complet, et déclare avoir obtenu un autre succès dans des circonstances semblables. Or, les comptes-rendus de cette séance et du 12 janvier 1859, citant M. Chassaignac lui-même, nous disent que l'enfant présenté n'avait pas de tubercule médian. L'opération a consisté à détacher largement, puis à réunir les lèvres.

Revenons aux résultats sur la mortalité, M. Guersant et les partisans de l'opération retardée, auraient-ils été malheureux, ou bien leurs adversaires, en même temps qu'ils distinguaient probablement moins soigneusement les cas d'opération exclusive aux parties molles, n'auraient-ils pas été moins frappés, et n'auraient-ils pas tenu moins de compte de la mortalité consécutive? Il est difficile sans doute de le savoir.

Remarquons cependant que nous ne connaissons que deux observations d'opération de bec-de-lièvre compliqué communiquées par M. Depaul à la Société. Dans l'une, le tubercule incisif a paru manquer, l'opération n'a eté qu'une réunion labiale avec décollement des tissus. — Guérison. — La seconde, est un cas d'excision partielle du tubercule. Hémorrhagie, cautère actuel, mort. (Séance du 5 juin 1861) (1).

Dans la même séance, M. Desormeaux lui fait une objection sur un point particulier en s'appuyant sur trois faits de sa pratique. Or, si dans le premier cas l'enfant vivait encore au bout de 15 ou 18 mois, le second est mort au bout d'un mois (2), et le troisième 8 jours après l'opération. (Note B.)

Les opérations dont il s'agit sont-elles donc si graves,

---

(1) Nous trouvons bien encore de M. Depaul 4 observations d'opération immédiate et guérison communiquées à M. Périat et consignées dans sa thèse. Mais M. Périat a soin de distinguer sous le nom de « compliqués » les cas avec saillie du tubercule et il nomme ceux-là becs-de-lièvre « avec division. »

(2) C'est peut-être celui du 19 janvier 1859, mort en réalité 21 jours après l'opération.

et doit-on les considérer en elles-mêmes comme une cause presque certaine de mort pour les nouveau-nés? Non, mais il ne faut pas oublier que le bec-de-lièvre compliqué n'est que l'expression locale d'un trouble plus profond de l'organisme, qu'en dehors de toute opération, les enfants atteints de cette difformité fournissent une mortalité effrayante, qu'ils ont, en un mot, peu de vitalité.

Je connais deux famillles dans lesquelles plusieurs enfants sont venus au monde avec des becs-de-lièvre. Dans la première deux enfants sont morts d'assez bonne heure sans qu'on leur eût rien fait. Dans la seconde, trois enfants ont présenté la même difformité ; les deux premiers ont succombé en bas âge sans être opérés ; le troisième l'a été avec succès, mais il a péri un mois plus tard d'une affection intestinale (Soc. chir., 9 janv. 1856, Discours de Denonvillers).

Et il ajoute : La prédisposition fâcheuse aux maladies graves des sujets atteints de cette difformité n'avait pas échappé à M. P. Dubois, et il se demande même si ce fait incontestable n'a pas pour cause première une imperfection organique profonde et insaisissable.

M. Guersant — A déjà opéré cinq fois par le procédé de Blandin, trois enfants sont morts assez rapidement, deux autres ont succombé, mais longtemps après à des affections étrangères (Soc. chir., 2 janv. 1856.

La mortalité de ces enfants est toujours très-grande qu'on les opère ou qu'on ne les opère pas (Vidal, Traité de path. ext.).

M. Chassaignac. — Il ne faut oublier que loin de se développer ces enfants en général dépérissent et ne tardent pas à succomber. Cela dépend souvent de ce que dans les familles ils inspirent une sorte d'horreur, qu'on les croit voués à une mort certaine et qu'on les néglige beaucoup. Quant à moi je suis convaincu qu'ils offrent à la naissance toute la résistance, etc. (Soc. chir., 29 fév. 1860).

M. Morel-Lavallée raconte avoir fait deux opérations de Blandin avec succès, mais qu'il n'a point suivies. Il a bien rencontré d'autres cas, mais... les enfants ont succombé sans qu'aucune opération leur ait été faite, probablement sous l'influence des mauvaises conditions hygiéniques de l'hôpital (Soc. chir., 2 janv. 1856)

⇒ On a rattaché l'existence du bec-de-lièvre à un vice de conformation de l'encéphale et j'ai vu plusieurs faits qui viennent à l'appui de cette théorie. Je citerai entre autre un cas de gueule-de-loup où il n'y avait pas de corps calleux (Clinique de Blandin, *Gaz. des hôp.*, 16 janv. 1847).

Des observations de Tiedemann, Duges et de M. Dubreuil semblent venir à l'appui de l'opinion de Béclard, opinion qui fait dépendre ces vices de conformation de l'imperfection du système nerveux. Les observateurs que je viens de citer ont eu occasion de voir des fœtus atteints de bec-de-lièvre sur lesquels on a trouvé le nerf olfactif détruit, les hémisphères cérébraux soudés en avant et en même temps il y avait absence de corps calleux. Mais nous pensons qu'on ne doit voir là qu'une simple coïncidence d'anomalie,.. (Mémoire sans nom d'auteur de la Bibl. nat., 1842, p. 26).

Nous trouvons, dans le même mémoire, que deux fois, dans des cas de bec-de-lièvre, on a trouvé une transposition des viscères.

L'un de ces cas est cité par M. Bouisson qui l'a trouvé au musée de Strasbourg; l'autre est consigné dans le bulletin de la *Sociéte anatomique* de 1834, p. 253. Enfin, M. V. Campenon nous a dit avoir remarqué, plusieurs fois, en pratiquant l'autopsie d'enfants atteints de bec-de-lièvre. compliqué, la persistance de la perméabilité du canal artériel.

On s'étonne moins, dès lors, de voir si souvent noter dans les observations, le fait que l'enfant, ayant guéri de l'opération, est mort quelques temps après d'une autre maladie, et en même temps on s'explique mieux l'opinion des hommes d'expérience et la sévérité des appréciations que nous citions plus haut.

Quand la mort est la conséquence directe de l'opération, elle peut être la suite d'une hémorrhagie ou d'un érysipèle, mais elle survient surtout de deux façons : les enfants meurent dans les convulsions ou ils s'éteignent.

. On a contesté la mort par les convulsions, et il est remarquable que les chirurgiens anglais paraissent l'avoir observée moins souvent.

Je ne connais, dit Butcher (p. 26), dans la pratique des autres, aucun cas dans lequel des convulsions soient survenues à la suite d'une opération de bec-de-lièvre et jamais cela ne s'est présenté dans la mienne.

M. Fergusson a écrit (nous citons toujours Butcher) : une opinion erronée et qui cependant est fort répandue, c'est que les enfants sont très-sujets aux convulsions à la suite des opérations. On s'appuie souvent sur elles pour conseiller de ne pas pratiquer de bonne heure l'opération du bec-de-lièvre. Sans aucun doute il est quelquefois survenu des convulsions en pareil cas... Sir A. Cooper a rapporté quelques exemples de ce genre, mais je pense qu'ils sont en réalité très-rares. J'ai un jour interrogé sur ce point le docteur Abercombie, d'Edimbourg, qui, après avoir consulté les résultats de son expérience, m'a répondu qu'il ne se rappelait pas un seul cas, dans lequel les convulsions pussent être rapportées avec certitude à une opération. Quant à moi, dans ma propre pratique, je n'ai jamais rencontré un seul cas de ce genre et cependant j'ai pratiqué sur des enfants nouveau-nés des opérations beaucoup plus graves que celle du bec-de-lièvre...

Dans les cas compliqués la mort est fréquente; elle arrive tantôt après le premier, tantôt après le second temps de l'opération. Elle survient souvent à la suite de convulsions, mais souvent aussi les enfants s'éteignent lentement et sans accidents violents (Guersant Soc. chir., 16 janv. 1856).

Nous avons vu plus haut, que trois enfants opérés par M. Richet, au moyen du procédé Blandin, étaient mort de convulsions (2 janv. 1856, *Soc. chir.*).

M. Gosselin mentionne trois autres cas du même genre, à la suite d'opérations de bec-de-lièvre simple ; il dit aussi que ces accidents apparaissent vers le 3e, 4e et 5e jour (*Soc. chir.*, 26 janv. 1856). (Note C.)

Quant à l'autre genre de mort on en trouve un exemple remarquable dans l'observation IV du mémoire de Butcher.

Une épidémie d'érysipèle ayant éclaté dans la salle où elle se trouvait, on transporta l'enfant par précaution, dans la salle voisine de l'amphithéâtre d'opération où elle avait couché la veille d'être opérée. Dès ce moment elle devint silencieuse, se cacha sous ses couvertures et eut peur de tout le monde, et bien qu'on lui administrât largement les stimulants et du bouillon chaud. Dès le soir, lorsque je vis l'enfant je l'avais fait éloigner de la salle, objet de son inquiétude.—Elle tomba dans un état de prostration qui ne fit qu'aller en s'aggravant, et elle mourut vers les onze heures du soir, s'éteignant tranquillement comme si elle s'endormait. Je ne doute nullement que cette enfant ne soit morte de frayeur. La pauvre petite, ainsi que l'infirmière me l'apprit ensuite, craignait toujours qu'on ne recommençât l'opération. Je fis une autopsie, mais je ne pus découvrir aucune altération... Parties bien réunies.

De tous les arguments que nous donnons contre l'opération immédiate, celui qu'on peut tirer de l'examen du tableau d'observations paraîtra le moins concluant.

Nous y trouvons 74 observations, dont 16 appartiennent à des cas du second genre; nous les négligeons ; et 58 à des cas du troisième genre.

Si nous divisons ces 58 observations en deux parts, celles où l'opération a été faite avant six mois et celles où l'opération a été faite plus tard à une époque quelconque ; nous trouvons pour les premières, 20 cas qui donnent 13 guérisons et 7 morts ou insuccès.

Pour les secondes, 30 cas qui donnent 23 guérisons et 7 morts ou insuccès. Encore dans quatre de ces derniers cas, l'opération a-t-elle été faite a dix mois, douze mois et deux fois à vingt-cinq mois.

Nous laissons de côté 2 cas, où l'âge n'est pas indiqué, 5 avec résultat médiocre ou inconnu et un cas de réunion secondaire.

Ces chiffres, on le voit, ne semblent pas justifier la rigueur des opinions que nous avons citées, mais qui voudrait prendre les proportions d'un groupe semblable

d'observations, pour l'expression exacte de la réalité?
On publie les observations heureuses, et les autres disparaissent. Où sont les 200 cas de M. Guersant? Où sont les résultats de la longue pratique de M. Michon, de M. Denonvillers, de M. Depaul?

Qu'on compare ces résultats avec l'impression qui se dégage des nombreux cas de mort ou d'insuccès, indiqués d'un mot dans les citations que nous avons faites, à propos des détails les plus divers du sujet; là aussi on trouvera un désaccord.

Nous croyons qu'il est impossible d'établir sur ces données une statistique quelconque, et nous n'en voulons tirer qu'une remarque; c'est que malgré tout, l'opération retardée conserve dans ce tableau un grand avantage.

Si la statistique consultée sur les résultats de l'opération dans les cas de saillie du tubercule reste obscure ou muette, il n'en est pas de même pour une autre série de faits, nous voulons parler de ceux où la déformation osseuse est nulle, ou assez peu marquée pour permettre la réunion de la lèvre en avant.

Ici les résultats sont suffisamment clairs et précis, l'écart est grand entre le nombre des guérisons et des échecs, et, malgré les causes d'erreur, on peut sans imprudence chercher à y lire une conclusion.

Le document statistique le plus complet que nous possédions sur le bec-de-lièvre, c'est la thèse de M. Périat. Cet auteur y a rassemblé 169 observations, qu'il a prises indifféremment de tous côtés et qu'il a distribuées en quatre tableaux selon l'époque de l'opération.

A un autre point de vue, celui de la gravité de la lésion, M. Périat a classé tous ces faits en les désignant sous les noms de *simples, doubles, compliqués* et *avec division*.

Il réserve le nom de compliqués à ceux avec saillie du tubercule. Nous n'avons pas à nous en occuper. Ce qui nous importe en ce moment ce sont les cas *avec division*.

Nous trouvons dans le premier tableau comprenant les opérations faites pendant le premier mois, 28 cas de ce genre, qui se répartissent ainsi: 23 guérisons, un cas de mort, 3 insuccès et un succès incomplet avec réunion secondaire.

Dans le second tableau comprenant les opérations faites pendant la première année, 16 guérisons et un insuccès.—Dans le troisième tableau allant de un à cinq ans ; six cas de guérison et un insuccès avec réunion secondaire. Dans le quatrième, allant de 5 à 30 ans, 13 cas sans insuccès.

Au total, cet ensemble d'opérations nous donne 58 guérisons contre 7 cas malheureux, dont quatre appartiennent aux opérations du premier mois.

Les conclusions de cet examen ressortent d'elles mêmes et elles justifient notre division du bec-de-lièvre compliqué en trois genres.— On peut opérer bien plus tôt les cas du premier et certain cas du second genre que ceux du troisième.

Mais oublions pour un instant cette distinction et parlons du bec-de-lièvre compliqué, d'une façon plus générale comme l'ont fait jusqu'ici la plupart des auteurs.

Alors nous devrons dire :

On ne peut opérer à la naissance le bec-de-lièvre compliqué; parce que les enfants qui en sont atteints n'ont qu'une faible vitalité et doivent être absolument

ménagés ; parce que cette opération est longue, douloureuse et qu'elle leur crée un redoutable danger de
mort ; parce qu'un grand nombre de chirurgiens de
mérite et d'expérience l'ont formellement condamnée.

Mais ce vice de conformation comprend des lésions
diverses et surtout des degrés très-différents de difformité.

La différence est grande au point de vue opératoire
entre un nouveau-né dont la fente labiale se complique
seulement d'une division du voile du palais et d'une
encoche du rebord alvéolaire, et un enfant dont le tubercule intermaxillaire est saillant, projeté obliquement
en avant, solidement attaché au vomer hypertrophié ;
dont le nez manque de cloison cartilagineuse et dont en
même temps la voûte palatine est profondément divisée.
Elle est grande aussi à ce point de vue, que la vitalité
diminue à mesure que la lésion augmente.

La situation du premier est à peu [près celle d'un
enfant atteint de bec-de-lièvre non compliqué. Il sera
guéri par une opération simple et peu dangereuse. Le
second au contraire, devra subir une ou plusieurs opérations graves, et il a en même temps moins de forces
pour les supporter. Si le premier est fort et bien portant,
nous croyons qu'on peut sans imprudence tenter de
l'opérer. Il est certain au contraire qu'il ne faut pas
opérer le second.

Mais ce sont là deux extrêmes entre lesquels il y a
dans la pratique beaucoup d'intermédiaires. La question
de savoir s'il y a lieu ou non d'opérer, doit-elle être
laissée tout entière au coup d'œil et au tact du chirurgien, ou bien est-il possible d'établir à cet égard une

règle de clinique et de formuler nettement l'indication et la contre-indication ?

Nous pensons qu'il est possible de formuler cette règle, et sans nous dissimuler ce qu'une pareille déter- mination peut avoir d'arbitraire, nous croyons — qu'il faut s'abstenir d'intervenir pendant la première enfance toutes les fois que la réparation de la difformité comporte une opération sur les os.

Là où il y a nécessité de briser, de couper les parties dures, là commence le péril. Il faut attendre; et il n'y a plus qu'une indication d'opérer quand même, c'est l'im- possibilité bien constatée de nourrir l'enfant.

Combien de temps faut-il attendre ? A quel âge con- vient-il de remettre une opération différée ?

Du moment, où pour les raisons que nous connais- sons, on refuse au nouveau-né les bénéfices d'une opé- ration immédiate, il paraît naturel d'attendre pour entreprendre cette opération que la constitution soit tout à fait affermie contre ses dangers. Or en parcou- rant le tableau d'observations on verra que vers 5 ou 6 ans, l'insuccès et la mort deviennent exceptionnels. C'est à cet âge aussi que la raison s'éveille, que l'édu- cation doit commencer, que l'enfant ne plus être tenu à l'écart sans graves inconvénients. Un peu plus tard commence la seconde dentition.

Bien des chirurgiens et surtout bien des parents dont on conçoit la légitime impatience, trouveront ce délai trop long et refuseront de l'accepter. A cela nous ne pouvons répondre qu'une chose : c'est celui qui nous paraît ménager le mieux les intérêts de l'enfant, qui sont ici les plus respectables. (Note D.)

CHAPITRE IX.

DES DIFFICULTÉS QUE PEUT PRÉSENTER L'ALIMENTATION DES ENFANTS ATTEINTS DE BEC-DE-LIÈVRE COMPLIQUÉ.

On se fera une idée des difficultés que peut présenter l'alimentation des nouveau-nés dans certains cas de bec-de-lièvre, et aussi de la nécessité d'accorder attention cette partie de notre sujet, en lisant le passage suivant d'un article, où M. Verneuil montre la staphylorrhaphie, inventée au dernier siècle par Eustache (de Béziers).

« Eustache raconte ensuite avoir vu 5 enfants en bas-âge qui étaient nés avec le même vice de conformation que son fils. Ils présentaient tous les mêmes phénomènes, c'est-à-dire l'impossibilité de téter, les accidents de suffocation, de dépérissement, etc... Trois atteignirent un certain âge, (3, 5, 9 mois), les autres succombèrent de bonne heure (vingt-cinq, quarante jours). » (*Gaz. hebd.* 20 sept. 1861.)

Ainsi, voilà cinq enfants morts de faim, les uns lentement, les autres en quelques jours, faute d'avoir pu téter. Nous trouvons, dans le mémoire de Butcher, deux cas qui méritent d'être signalés au même point de vue.

Obs. I. — Le triste aspect que présentait cette pauvre petite créature, était encore aggravé par l'état évident d'inanition dans lequel elle se trouvait. L'enfant ne pouvait prendre le sein, on avait donc dû le nourrir artificiellement. Ce n'était qu'avec difficulté que de petites quantités de liquide, portées profondément dans la bouche, pouvaient être avalées. La plus grande partie, à chaque effort de déglutition, était rejetée par la partie supérieure de la cavité commune constituée par la bouche et les fosses nasales.... c'était, en vérité, une chose douloureuse que de voir l'obstination avec laquelle il saisissait le mamelon et s'efforçait de vi-

der la mamelle, de même que la rapidité avec laquelle il s'efforçait
d'avaler le lait qu'on plaçait dans sa bouche...

Et dans l'obs. II : « il était presque mort de faim, il ne pouvait
téter et ce n'est qu'avec la plus grande difficulté que l'on réussissait à
faire parvenir de la nourriture dans l'estomac. Je suis convaincu,
que sans l'opération, il serait mort d'inanition, tant l'alimentation
était difficile. »

Nous croyons cependant que les cas où l'état des parties expose l'enfant à une inanition plus ou moins rapide, ne sont pas bien fréquents dans la pratique. Nous croyons surtout que les appareils perfectionnés qui servent aujourd'hui à l'alimentation des nouveau-nés, doivent restreindre singulièrement le nombre de ces cas fâcheux.

Nous n'avons pas besoin d'expliquer ici pourquoi la division des lèvres de la voûte, du voile, la communication des fosses nasales et de la bouche peuvent rendre impossible l'acte de la déglutition.

Il est clair que cette impossibilité, une fois bien constatée, devient une indication d'opérer quand même et de suite. Mais on sait maintenant à quels dangers l'enfant se trouve exposé par cette opération ; on doit donc essayer, avant de prendre ce parti extrême, les divers moyens et artifices qui ont plus ou moins réussi en pareil cas.

Eustache employa pour son fils un moyen bien primitif, mais qui lui réussit. Il consistait à lui mettre dans la bouche un pinceau de linge trempé dans du lait.

M. Stephenson, le médecin sur lequel Roux fit sa première staphylorrhaphie, dut probablement la vie à l'idée qu'eut sa mère de lui donner le sein en le tenant dans une position verticale.

Roux put de même ranimer un enfant parvenu au dernier degré de marasme, en le faisant boire à la cuiller dans une position verticale. (Mémoire sans nom d'auteur de la Bibl. nat., p. 53).

L'enfant n'a jamais pu téter. On était forcé de le nourrir, en exprimant dans sa bouche les mamelles d'une chèvre. Il mangeait de la bouillie avec la plus grande difficulté (Robert, *Gaz. des Hôp.*, 16 nov. 1852).

M. Bonnafont se trouve après son opération dans un grand embarras. La suture, l'appareil, ôtaient aux lèvres tout mouvement.

Après avoir essayé vainement le sein de quelques nourrices, nous composâmes, dit-il, un biberon avec un petit sabot en porcelaine, auquel nous adaptâmes une tétine de vache, dont la longueur, traversant toute la bouche versait, par sa petite ouverture, le lait dans l'arrière-gorge.... Nous ajouterons que, pour faciliter la déglutition, sans gêner la respiration, on avait soin de ne faire couler le liquide que par intervalle (Bonnafont, *Gaz. des Hôp.*, 30 déc. 1852).

Plus avisé fut M. Simonnot qui, se décidant à une opération immédiate, la différa pourtant le temps nécessaire pour habituer l'enfant à boire à la tasse. (*Gaz. heb.*, 8 avril 1864).

Ajoutons qu'il ne faudrait pas se hâter de croire l'alimentation impossible.

« Presque toujours, dès la première semaine, dit M. Diday, le petit malade s'habitue au passage de ce liquide, qui s'opère par les fosses nasales en même temps que par la bouche. » (*Gaz. hebd.* de février 1856.)

On lit dans une des observations de Houston, que la *Gaz. des hôpitaux* du 9 avril 1842 emprunte au *Dublin medical Press* :

« La déglutition s'opérait d'une manière satisfaisante, et malgré les deux fentes palatines les aliments ne passaient pas dans les narines.

Autre exemple : Ce malade mange lentement, appuyant avec sa langue, avec un instinct remarquable, le bol alimentaire sur un des côtcs de la voûte palatine. Jamais d'éternuements. Les liquides passent très-bien (Soc. chir., 11 juin 1856).

Cètte manœuvre a été signalée par bien des observateurs. Signalons enfin, pour terminer, une erreur relative à la question qui nous occupe.

Les partisans de l'opération n'ont pas été même exempts d'exagération, à cet égard, en soutenant que les nouveaux-nés pouvaient supporter facilement deux et trois jours d'abstinence. C'est là, Messieurs, une très-grande erreur. Cela n'est vrai que pour les enfants malades. Mais l'opération du bec-de-lièvre n'altère en rien leur santé, et je crois que le défaut d'alimentation a été pour beaucoup dans les insuccès (Dubois. Discours de 1845, à l'Académie).

M. Danyau s'élève fortement contre l'opinion émise par M. Chassaignac, que l'on peut se dispenser d'alimenter l'enfant pendant trois ou quatre jours, et même au-delà... L'abstinence ne peut se prolonger, sans préjudice, au-delà de vingt-quatre heures (Soc. chir., 27 mars 1850).

On peut conclure de ce qui précède qu'un médecin appelé près d'un nouveau-né atteint de bec-de-lièvre, soit tout d'abord porter son attention sur la manière dont il s'alimente.

CHAPITRE X.

DES INDICATIONS QUE PEUT CRÉER DÈS LA NAISSANCE LA DIVISION DE LA VOUTE PALATINE.

Notre travail ne serait pas complet si nous n'ajoutions avant de finir quelques mots sur ce point.

Un enfant vient de naître, il est atteint de bec-de-lièvre compliqué avec division de la voûte palatine. On décide que l'opération sera faite plus tard. Faut-il pour cela rester dans une expectation complète. N'y a-t-il en attendant rien à faire ?

Si la division palatine est large et si on a lieu de craindre en cherchant à rapprocher les maxillaires que l'arcade alvéolaire supérieure ne devienne notablement plus étroite que l'inférieure et qu'il en résulte comme le fait a été observé une gêne notable de la mastication, alors mieux vaut s'abstenir (Desault, *Œuvres chir.*, t. II, obs. 5).

Si, au contraire, on peut espérer en réunir les bords sans qu'il en résulte une difformité et une infirmité nouvelles, il faut poursuivre ce résultat, et ces bords une fois amenés au contact, chercher à établir entre eux une adhésion cicatricielle au moyen du cautère actuel ou plutôt du cautère galvanique.

Nous croyons du reste que les fentes palatines ont une tendance naturelle au rapprochement, et que cette tendance est très-favorisée par l'action continue d'un appareil compresseur, ou même par la simple réunion des lèvres. Il semble que la maladie s'atténue avec l'âge et que les proportions des parties tendent à se rétablir.

Gérard a observé un cas où l'écartement des os avait un travers de doigt, il fut effacé au bout de deux ans par le fait seul de la réunion labiale (Vidal, *Traité*, p. 555).

Cette malade avait 9 ans au moment de l'opération. Elle fut revue dix ans après par Gérard. A ce moment la fente palatine avait disparu, « il ne restait aucune trace de division. » (*Mém. de l'Acad. de chir.*, t. I, p. 614).

Courmont.   7

Dans un cas de M. Robert, un moule en plâtre montre chez un enfant de 15 mois un écartement de 2 centimètres des bords de la division. Cinq mois après on peut à peine introduire entre ces bords une pièce de 5 francs, mais à ce moment l'enfant a de l'eczéma aux joues, aux tempes et à la partie supérieure du visage. Eczéma attribué par M. Robert, à l'appareil compresseur (*Gaz. des hôp.*, 16 nov. 1859).

Henry Smith opéra, il y a trois ans, un enfant de 4 jours, affecté de cette difformité. Il l'a revu, il y a peu de jours. La partie antérieure de la division palatine est bouchée.

Un très-jeune enfant fut opéré, il y a deux ans, la difformité était considérable. Aujourd'hui... le palais fissuré est sans ouverture.

Dans un troisième cas, il existait un vide immense entre les deux moitiés de la lèvre de la voûte et du voile. L'opération ne date que d'un an. La partie antérieure de l'écartement est complètement remplie

M. Batteman opéra, il y a trois ans, un enfant âgé de 4 jours. Il est mort récemment de la coqueluche, mais sa mère a dit au médecin que l'ouverture du palais, dans laquelle elle pouvait, à la naissance, passer le pouce, s'était rétréci au point qu'elle aurait à peine admis le bord d'une feuille de papier (*The Lancet*, 25 mars 1854; *Gaz. hebd.*, 12 mai 1854).

M. Demarquay a employé une fois l'appareil à compression de Blandin. C'était sur un enfant de 18 mois à 2 ans... Au bout de deux ou trois mois, la fente palatine était presque complètement effacée (Soc. chir., 16 janv. 1856).

Nous trouvons encore dans un article de Gensoul (*Lancette française*, 25 fév. 1830), l'indication de deux cas semblables. L'un est dû au Dr Pointe, qui l'a fait insérer dans le journal de médecine de juillet 1825. « Il rapporte être parvenu chez un jeune sujet à rapprocher les maxillaires à l'aide d'un ressort compresseur. » L'autre a été observé par M. Maunoir (de

Genève). Il est reproduit longuement dans le Traité de l'art de restaurer les difformités de la face de Serre.

Nous avons vu les appareils compresseurs produire de l'eczéma et des plaques gangréneuses. Il est probable que le plus souvent, on a dû les retirer avant qu'ils aient pu amener un résultat bon ou mauvais. M. Vidal (*Traité*, t. III, p. 556) propose de lier les dents molaires d'un côté avec celles du côté opposé au moyen de fils métalliques. Il est probable que ces fils produiraient des ulcérations sur la langue et qu'ils seraient fort pénibles à supporter.

Nous renouvelons ici la proposition que nous avons faite à propos de la compression du tubercule en arrière; c'est-à-dire d'essayer l'action des pointes métalliques. Il serait bien facile de construire un appareil sui permettrait d'enfoncer de chaque côté, à travers les parties molles, soit dans l'os malaire, soit dans l'arcade alvéolaire, une pointe métallique dont on pourrait mesurer la pression.

RÉSUMÉ.

On pourrait résumer ainsi les différentes questions examinées dans ce mémoire.

Le bec-de-lièvre n'est pas un arrêt, mais une maladie du développement. — Son anatomie pathologique est trop peu connue.

Les lésions produites par les différents degrés de cette maladie aboutissent à des difformités très-diverses, parmi lesquelles il est utile pour l'étude clinique de distinguer trois genres :

— Le premier genre est caractérisé par l'absence de déformation osseuse.

— Le second par l'existence d'une déformation osseuse, mais d'un côté seulement.

— Le troisième genre par la proéminence en avant de l'arcade alvéolaire, du tubercule intermaxillaire, libre des deux côtés.

Pour remédier à cette dernière lésion, l'excision du tubercule on procédé de Franco, reste encore dans bien des cas la meilleure opération. Elle est quelquefois la seule applicable. Cette excision a été pratiquée bien des fois, et il est probable qu'en fait elle a donné des résultats supérieurs à ceux des autres procédés opératoires.

Le procédé de Gensoul ou de réduction du tubercule par fracture a été appliqué très-rarement. En dehors de cas exceptionnels auxquels il reste applicable, il est incertain, dangereux et doit être abandonné.

Le procédé de réduction du tubercule osseux par compression continue a été aussi fort peu employé. Les résultats attribués à la pratique de Desault et de ses élèves, restent obscurs et problématiques. La compression serait le plus souvent tout a fait inefficace; il y a cependant un certain nombre de cas où il est indiqué d'essayer ses effets. — Il est probable qu'elle a été jusqu'ici assez mal employée. C'est une question qui reste à l'étude.

La résection du vomer, ou procédé de Blandin, a un grand avantage : la conservation du tubercule et des incisives. Elles a d'autre part beaucoup d'inconvénients. Cette opération prise isolément a donné peu de résultats ; mais, perfectionnée par la suture osseuse (qui est aujourd'hui un fait acquis), et par l'emploi de la pince de Richet, elle est destinée a être plus souvent pratiquée et mérite d'entrer en concurrence sérieuse avec celle de Franco. Elle pourra même être préférée à cette dernière dans les cas où l'on n'aura pas à craindre de diminuer la saillie du nez.

L'hémorrhagie est un accident très-fréquent et très-sérieux des opérations de Franco et de Blandin. Il perd beaucoup de sa gravité à l'âge où il convient de les entreprendre.

Pour les cas du second genre, nous préférons d'une manière générale l'excision des parties dures saillantes, capables d'empêcher la réunion de la lèvre supérieure. Il peut être cependant indiqué de fracturer les bords saillants de la fissure osseuse ou même d'employer d'autres moyens pour corriger la déformation du bord alvéolaire.

Les cas du premier genre sont traités par les opérations applicables au bec-de-lièvre simple. Plus tard seulement on peut songer a pratiquer la staphylorraphie et l'uranoplastie.

La question des avantages et des inconvénients de l'opération immédiate ou retardée, est dominée par celle de la mortalité des enfants atteints de bec-de-lièvre compliqué. C'est par suite d'un malentendu que les chirurgiens ont tant discuté sur l'âge opportun pour cette opération ; les uns parlant surtout des résultats heureux obtenus dans des cas du premier genre, les autres des effets malheureux de l'opération dans des cas du troisième. — Si la question avait été mieux posée, il est probable que tous les hommes d'expérience eussent été à peu près d'accord. — Nous pensons que la réunion labiale n'est pas une opération beaucoup plus grave dans le cas de bec-de-lièvre compliqué que dans celui de bec-de-lièvre simple. Nous croyons surtout qu'il faut poser comme règle :

Qu'on doit s'abstenir d'opérer pendant la première enfance quand il y a nécessité d'étendre le traumatisme aux parties dures.

— Le bec-de-lièvre compliqué a été quelquefois un obstacle à l'alimentation des nouveaux-nés. Divers moyens peuvent être employés pour rendre la déglutition possible ou plus facile. S'ils échouent, il y a indication d'opérer quand même.

Des faits nombreux montrent qu'on peut agir efficacement sur les fentes palatines par une compression bien faite ; il est avantageux de l'appliquer dès la naissance, mais il vaut mieux s'abstenir quand la fente est très-large et que la compression pourrait diminuer notablement les diamètres de l'arcade alvéolaire.

Observations relatives à l'opération de Franco (1).

OBSERVATION I.

Mémoire de l'Ac. de chir., t, I, p. 605. — De Lafaye (1733). —
3ᵉ genre. — Tu bercule osseux isolé et branlant. — Aux deux angles
inférieurs de la lèvre divisée, mamelon se gonflant quand l'enfan
rit — (dessin). — 4 ans. — *Opér.* — Excision du tubercule osseux —
tubercule charnu taillé en V — avivement de la lèvre — hémorrhagie par l'artère labiale — bandelettes. — L'enfant était tombé en
faiblesse pendant l'opération. Il en revint bientôt après. — Levée de
l'appareil le deuxième jour. Le bouton, qui n'avait pu être compris
dans la suture, s'est échappé des fils qui le soutenaient. On remet un
bandage semblable. — *Résultat.* — Lèvre parfaitement réunie —
plaie osseuse parfaitement guérie — figure montrant une petite
tumeur charnue, entre le bout du nez et la lèvre — quatre ans
après, fente de la voûte diminuée.

OBSERVATION II.

Nouveaux mémoires de l'Académie de Dijon, 1783, p. 24. —
Enaux. — 3° genre. — Tubercule saillant de plus d'un travers de
doigt sur la lèvre inférieure — 12 ans. — *Opér.* — Premier temps.
— Excision du tubercule osseux et réunion d'un côté — le tubercule paraît mobile. Sa section est pourtant pénible. — Enaux est
surpris de rencontrer un os très-dur. — Deuxième temps, réunion
de l'autre côté. — *Résultat.* — Six mois après, très-peu de difformité.

OBSERVATION III.

Mémoire de Dudon. Dudon. — 3ᵉ genre. — Tubercule osseux, de
la grosseur d'une noix moyenne — 3 ans. — *Opér.* — Premier
temps, procédé Dupuytren. — Deuxième temps. Dissection de
la lèvre et réunion — application du sénostat (appareil compres-

(1) Le nom indiqué est celui de l'opérateur et non celui du rédacteur
de l'observation.

seur) —éruptions diverses à la figure.— Troisième temps. — Réunion à la lèvre du tubercule charnu, déjà fixé sous la cloison. Coryza — petite plaque de plomb embrassant la cloison, pour protéger la plaie contre le mucus nasal. — *Résultat.* — Réunion — l'enfant n'a plus de difformité.

OBSERVATION IV.

Leçons orales, t. IV, p. 96. — Dupuytren. — 3e genre. — Peu de saillie — 3 mois. — *Opér.* — Excision du tubercule osseux — conservation du tubercule charnu (peu saillant), pour former la lèvre — réunion différée — hémorrhagie dans la journée — cautérisations — gangrène du tubercule charnu — faiblesse croissante. — *Résultat.*— Mort.

OBSERVATION V.
(Louise Roujon)

Leçons orales, t. IV, p. 98. — Dupuytren.— 3° genre. —Tubercule charnu à peu près circulaire — 14 ans. — *Oper.* — Excision partielle du tubercule osseux — emploi du tube charnu, comme sous-cloison — cinq jours après, hémorrhagie — le lendemain, nouvelle hémorrahagie — la sous-cloison devient noirâtre — quelques jours après, diminution de la sous-cloison trop large. La section rencontre une petite artère (?). Légère hémorrhagie.—*Résultat.* — Succès complet — des plus remarquables —forme du nez, naturelle —bouche se fermant bien — figure passable.

OBSERVATION VI.

Gazette des Hôp., 29 sept., 6 octobre et 17 nov. 1832. — Dupuytren. — 3° genre. — Tubercule incisif saillant d'un pouce — jeune fille. — *Opér.* — Excision partielle du tubercule osseux. — *Résultat.* — Réunion de la lèvre supérieure — bout du nez abaissé, mais forme de l'organe améliorée — guérison en quinze jours.

OBSERVATION VII.

Quarante années, t. I, p. 145. — Roux. — 3° genre. — Elargissement de la base du nez. — Age, 13 ans. — *Opér.* — Procédé Franco. Deux semaines après — emploi du tubercule charnu comme sous-cloison. — *Résultat.* — Restauration complète de la lèvre et de la base du nez.

OBSERVATION VIII.

Quarante années, t. I, p. 149. — Roux. — 3ᵉ genre. — Age
10 mois. — *Opér.* — Procédé Franco — immédiatement après,
syncope ou asphyxie qui a failli amener la mort. — *Résultat.* —
Désunion de la lèvre.

OBSERVATION IX.

Quarante années, t. I, p. 156. — (Même malade.) — Roux,
âge 19 mois. — *Opér.* — Avivement de la lèvre — un peu plus
tard, emploi du tubercule médian comme sous-cloison. — *Résultat.* — Traces bien légères de la difformité — petit intervalle
entre la sous-cloison et la lèvre.

OBSERVATION X.
(Laurence)

Traité de l'art de restaurer les difformités de la face. — Serres.
— 3ᵉ genre. — Peu de saillie. — Age 17 ans. — *Opér.* — Enlèvement de deux incisives — excision partielle du tubercule — emploi du tubercule charnu comme sous-cloison — dissection de la
lèvre. — *Résultat·* — Guérison.

OBSERVATION XI.
(Clémentine Caillé)

Journal de Malgaigne, 1845, p. 11. — Mirault. — 3ᵉ genre. —
saillie de 2 centimètres — voûte et voile intacts. — Age 4 ans 4 mois.
— *Opér.* — Franco. — Emploi du tubercule charnu (dédoublé)
comme sous-cloison — il ne se réunit pas à la lèvre — 28 jours
après — nouvelle restauration de la sous cloison. — *Résultat.* —
Lèvre courte, aplatie avec encoche — forme du nez à peu près
normale.

OBSERVATION XII.
(Julien Chénier)

Journal de Malgaigne, 1845, p. 12. — Mirault. — 3ₑ genre. —
Tubercule osseux saillant de 2 centimètres et demi — il adhère à la
cloison par un bord mince et flexible — d'où mouvements laté-
raux, mais mouvements antéro-postérieurs impossibles, même en
y mettant beaucoup de force. — Age 3 ans. — *Opér.* — Dupuy-

tren, en deux temps, à un mois d'intervalle. — *Résultat*. — Forme du nez parfaitement rétablie — fissure entre le nez et la lèvre, qui est légèrement concave inférieurement et aplatie — lèvre intérieure saillante.

OBSSERVATION XIII.

Gaz. Méd. de Paris, 1843, p. 214. — Gorré. — 3° genre. — Accidents résultant d'une nutrition incomplète — diarrhée chronique — 5 mois. — *Opér.* — Excision du tubercule charnu, puis excision partielle du tubercule osseux — dissection, avivement, réunion de la lèvre. — *Résultat*. — Adhérence des plus complètes dans toute la hauteur.

OBSERVATION XIV.

Gaz. Méd. de Paris, 1843, p. 214. — Gorré. — 3° genre. — Premiers jours de la vie. — *Opér.* — Comme la précédente. — *Résultat*. — Réunion parfaite soixant-douze heures seulement après l'opération.

OBSERVATION XV.

Gaz. des Hôp., 9 avril 1842. — Houston. — 3° genre. — Tubercule très-saillant. — 2 ans et demi. — *Opér.* — Excision partielle du tubercule osseux — dissection de la lèvre. — *Résultat*. — Pièce centrale de la lèvre au niveau des deux autres. — Guérison parfaite le quinzième jour.

OBSERVATION XVI.
(Christophe Sullivan).

Mém. de Butcher (obs. 1). — Butcher. — 3° genre. — Tubercu l osseux petit, saillant — difformité hideuse — état évident d'inanition. — 2 mois. — *Opér.* — Excision du tubercule osseux — fracture des deux bords saillants des maxillaires — larges dissections — par suite, rapprochement facile et élévation marquée du nez — après la suture, la lèvre présente une snrface unie et son bord une ligne droite. —*Résultat*.— Huit jours après les gencives, et les autres parties internes étaient guéries — douze jours après, guérison complète — quatre mois après l'enfant est revu bien portant.

OBSERVATION XVII.

Gaz. des Hôp., 31 mai 1845. — Nélaton. — 3° genre. — Tubercule osseux long de 20 millimètres — haut de 12 — pédiculé — légèrement mobile à la pression — repoussé, il rencontre les os maxillaires rapprochés derrière lui. — 2 mois. — *Opér.* — Dissection du tubercule charnu — excision du tubercule osseux — hémorrhagie — selle sanglante. — *Résultat.* X.

OBSERVATION XVIII.

Soc. chir., t. I, p. 680. — Guersant. — 3ᵉ genre. — 6 ans. — *Opér.* — Excision du vomer (?) puis excision de l'os incisif — large dissection des tissus — emploi du tube charnu comme sous-cloison. — Epingle à la base du nez. — *Résultat.* — Réunion parfaite au cinquième jour se maintient malgré rougeole — physionomie très-convenable.

OBSERVATION XIX.
(Adèle Sebillot).

Union Médicale, 1853 (obs. 5). — Guersant. — 3ᵉ genre. — 24 h. — *Opér.* Franco. — Un instant menace d'asphyxie — le lendemain quelques convulsions. — *Résultat.* — Enlèvement des aiguilles au troisième jour — réunion complète — le lendemain, pendant que l'enfant boit, rupture de la cicatrice.

OBSERVATION XX.
(Eugène G...).

Soc. chir., 4 avril 1860. — Marjolin. — 3ᵉ genre. — Tubercule bifide, petit, à pédicule flexible — refoulé en arrière, au niveau de la voûte — œdème des extrémités — altération des traits — ne peut téter. — 4 jours. — *Opér.* — Excision du tubercule qui se trouve ne contenir qu'un des os incisifs — hémorrhagie — cautère actuel — le lendemain, avivement et dissection — hémorrhagie persistante arrêtée par affrontement plus exact. — *Résultat.* — Mort trente heures après — hydrocéphalie découverte à l'autopsie.

OBSERVATION XXI.

Gaz. des Hôp., 13 avril 1861. — Richet. — 3ᵉ genre. — 8 ans. — *Opér.* Franco en plusieurs temps. — *Résultat.* — Paraît heureux.

OBSERVATION XXII.

Soc. chir., 5 juin 1861. — Depaul. — 3ᵉ genre. — tubercule gros et très-saillant — âge X. — *Opér.* — Excision partielle du tubercule osseux — hémorragie en nappe, pendant et après, de

toute la surface de section osseuse et du tubercule charnu — perchlorure insuffisant — cautère actuel — hémorrhagie arrêtée —
selles mélaniques — diarrhée — vomissements — affaiblisse-
ment. — *Résultat*. — Mort trois jours après attribuée à l'hémorrhagie.

OBSERVATION XXIII.

Soc. chir., 10 juillet 1867. — Verneuil. — 3ᵉ genre. — 2 mois.
— *Opér. de Franco*. — Emploi du tubercule charnu comme sous-
cloison — ailes du nez rapprochées par la suture, s'appliquent
contre la sous-cloison — suffocation. — On recommande de tenir
la bouche entrouverte — puis on se décide à détacher la nouvelle
sous-cloison. — Elle est rétablie quelques semaines plus tard. —
Résultat. — Guérison probable, détails manquent.

OBSERVATION XXIV.

Gaz. des Hôp., 29 déc. 1836.—Germand (de Poligny.) — 3ᵉ genre.
— Tubercule très-saillant — lèvres atrophiées. — 4 mois et demi.
— *Opér*. — Excision partielle du tubercule osseux (?) — détails
peu clairs — réunion labiale — hémorrhagie. — J'ai ôté la dernière aiguille le quatorzième jour et, un quart d'heure après, la so-
tion de continuité s'était reproduite — la seconde fois, je les ai
laissées six semaines et l'adhérence était complète. — *Résultat*. —
Guérison.

OBSERVATION XXV.

Gaz. des Hop., 5 mars 1846. — Opérateur X... — 3ᵉ genre, —
Tub. très-saillant — 13 ans. — *Opér*. —Excision du tubercule osseux et charnu — avivement par procédé Clemot. — *Résultat*. —
Réunion. — Tubercule médian très-bien reproduit — base du
nez moins large — visage régulier.

OBSERVATION XXVI.

Soc. chir., 19 mars 1856. — Opérateur X... — 3ᵉ genre. — Mouvements imprimés au tubercule se communiquent à toute la cloison. — 7 ans. — *Opér*. — Excision du tubercule — résistance
marquée à cause d'une dent. —*Résultat*. — Le sujet a 19 ans —
la physionomie n'a rien de choquant. — Rapprochement des
maxillaires — cloison immobile.

OBSERVATION XXVII.

Soc. chir., 13 mai 1857. — Verneuil. — 3° genre. — Quelques jours. 1re *Opér.* — Tubercule charnu détaché — tub. osseux ménagé — réunion au-devant de lui — gangrène du tub. charnu — 2° *Opér.* — Excision du tubercule osseux — hémorrhagie — cautère actuel. — 3e *Opér.* — Réunion de la lèvre quinze jours. après. — *Résultat.* — Elle ne réussit qu'en bas (3 millimètres).

Observations relatives au procédé de Gensoul.

OBSERVATION XXVIII.

Lancette française, 27 fév. 1830. — Gensoul. — Mlle X... — 3e genre. — 13 ans. — *Opér.* — Tub. charnu détaché — os saillant saisi avec une pince et abaissé en le recourbant fortement — enlèvement préalable des quatre incisives — avivement de la lèvre. — *Résultat.* — La mastication peut s'opérer contre l'os abaissé, dont le bord alvéolaire est endurci. — Réunion labiale.

OBSERVATION XXIX.
(Sarah Byron)

Mémoire de Butcher (obs. 3). — Butcher. — 3° genre. — Tubercule uni au vomer par une frêle tige — saillie considérable. — 17 mois. — *Opér.* — On taille en coin le tubercule trop large et on le repousse. — *Résultat.* — Réunion parfaite après soixante-douze heures — le sixième jour le tubercule était fixé par de la lymphe plastique dans le lit qu'on lui avait taillé — guérison complète — le nez est suffisamment saillant — dessins (face et profil) faits un mois après, montrent une restauration parfaite.

OBSERVATION XXX.

Soc. chir., 9 janv. 1850. — Marjolin. — 3e genre. — Quelques semaines. — *Opér.* — Dissection des deux bords du tubercule charnu — luxation du tubercule osseux en arrière — aiguille rapprochant les narines. — *Résultat.* — Succès incomplet — absence de réunion sous la narine gauche — fente de la voûte diminuée.

Observations relatives au procédé de Desault.

OBSERVATION XXXI.

Journal de chir. de Desault, t. I, p. 97. — Desault. — 3ᵉ genre (Marie Dehannes). — Bouton continuant le bout du nez — tubercule osseux, large de 6 lignes — descendant au niveau de l'arcade alvéolaire — dents mobiles. — Age 5 ans. — *Opér.* — Compression pendant dix-huit jours par bandelette de linge du tubercule inter-maxillaire — effet sensible dès le premier jour — lèvre réunie au tubercule charnu — bandage. — *Résultat.* — Le cinquième jour réunion et conformation déjà parfaites. — Plus tard, lèvre de longueur naturelle — fente de la voûte diminuée — arcade dentaire régulière.

OBSERVATION XXXII.

Journal de Desault, t. II, p. 240. — Agasse. — 3ᵒ genre (Guillemette Balle). — 7 ans.—*Opér.* — Compression par bandelette de linge pendant dix-sept jours — réunion de la lèvre au tubercule charnu — hémorrhagie — deuxième hémorrhagie le troisième jour. — *Résultat.* — Réunion labiale — dix-sept jours après l'enfant est parfaitement guérie et sans aucune difformité (elle paraît pourtant avoir conservé son tubercule osseux saillant).

OBSERVATION XXXIII.

Revue Thérapeutique du Midi, 1853, p. 362. — Cabaret. — 3ᵒ genre (Marie S...). — Le tubercule tend sans cesse à se porter en avant (?) — il constitue une portion isolée et mobile — saillant de 9 millimètres — large fente de la voûte — tubercule charnu attaché vers l'extrémité du nez. — Age 33 mois. — *Opér.* — D'abord, il fallait abaisser le tubercule médian et diminuer la saillie de la portion isolée des os inter-maxillaires — bandelette de Desault, pendant vingt jours — abaissement du bord inférieur du tubercule médian — l'avance osseuse est elle-même refoulée, de sorte que le bout du nez est devenu plus saillant — réunion de la lèvre

au tubercule médian — hémorrhagie arrêtée par rapprochement
des bords de la plaie — l'enfant ne cesse de crier pendant deux
jours. — *Résultat*. — Réunion à droite — à gauche, déchirure par
les aiguilles — absence d'adhésion — deux jours après, nouvelle
suture — bandelettes — déchirure des tissus — insuccès.

OBSERVATION XXXIV.

Revue Thérapeutique du Midi, 1853, p. 366. — Cabaret. —
3e genre (Julienne H.). — Tubercule très-large — faiblement attaché à la cloison nasale — séparé des maxillaires par des inter-
valles de 1 et demi et 2 centimètres — impossibilité d'articuler —
nez aplati. — 3 ans. — *Opér*. — Compression par compresse et
bandelette fixée à la nuque — effet heureux et rapide — réunion
labiale en deux temps. — *Résultat*. — Cicatrisation parfaite dans
tous les points — Fente de la voûte diminuée.

OBSERVATION XXXV.

Gaz. méd. de Paris,1842. — Davis. — 3e genre. — 35 jours. —
Opér. — Tubercule charnu détaché du tubercule osseux — compression assez forte du tub. osseux pendant quelques semaines à
l'aide d'un bandage — suffit pour le repousser et permet de ramener le tubercule charnu au niveau de la lèvre — réunion labiale.
— *Résultat*. — Probablement guérison.

Observations relatives au procédé de Blandin.

OBSERVATION XXXVI.

Journal de Malgaigne, janvier 1843. — Blandin. — 3e genre
Fleury Amant). — Tub. saillant de 2 centimètres et demi.—7 ans.
— *Opér*. — Procédé Blandin (1re application) — suture des
lèvres deux jours après. — *Résultat*. — Quinze jours après — cicatrice labiale solide et peu apparente — lèvre supérieure aucunement
proéminente — tubercule osseux, conserve toute sa mobilité et
tend à se renverser en arrière — plaque d'argent moulée sur la

voûte sera maintenue jusqu'au moment où le tubercule osseux sera soutenu et fixé par les maxillaires rapprochés.

OBSERVATION XXXVII.

— *Gaz. des Hôp.*, 14 janv. 1843. — Blandin. — 3ᵉ genre. — tub. saillant de 2 centimètres — large division de la voûte. — Age 10 à 12 ans. — *Opér*. — Essai de la compression — douleur — on y renonce — procédé Blandin — Blandin veut attendre que le bouton osseux ait contracté des adhérences solides — plus tard, suture des lèvres. — *Résultat*. — Tubercule solidement fixé dans sa nouvelle position — résultat complet.

OBSERVATION XXXVIII.

Bull. gén. de thérap., 1844, p. 439. — Blandin. — 3ᵉ genre (Alexis Pareille). — Tubercule osseux, saillant de 2 centimètres sur la lèvre supérieure — incliné fortement à droite. — Age. X. *Opér*. — Procédé Blandin — os dur — excision difficile — tubercule réduit facilement et maintenu par des bandelettes agglutinatives — érysipèle — vingt-sept jours plus tard : le résultat n'est pas jugé suffisant — Blandin enlève une languette à la portion de cloison qui tient au tubercule — tubercule peut alors être réduit au niveau de l'arcade — avivement de la lèvre — réunion au tubercule charnu — nez un peu aplati. — *Résultat*. — Lèvre bien restaurée — narines élargies — succès complet — au moment du départ de l'opéré, le tubercule osseux avait déjà assez de fixité pour ne se laisser imprimer qu'avec peine des mouvements de latéralité.

OBSERVATION XXXIX.
(Julien Gourichon)

Journal de Malgaigne, 1845, p. 9. — Mirault. — 3ᵉ genre. — Tubercule saillant de 3 centimètres. — *Opér*. — Procédé Blandin. — Réduction incomplète, puis compression suivant procédé Desault. — Un an après enfant à peu près dans le même état. — 2ᵉ *Opér*. — Excision du tubercule — emploi du tubercule charnu, comme sous-cloison. — *Résultat*. — Six ans après — encoche du bord libre en partie effacée — lèvre inférieure moins saillante — vide entre la lèvre et le nez, mais c'est là une très-légère difformité.

OBSERVATION XL.

Journal de Malgaigne, janvier 1844. — Debrou. — 3° genre. Tubercule fortement dirigé en avant. — Age 6 mois. — *Opér.* — Procédé Blandin. Difficulté d'introduire une des branches des ciseaux à cause de la déviation de la cloison — cloison très-dure — surlendemain suture des lèvres — hémorrhagie — excision des bords muqueux du tub. et des maxillaires. — *Résultat.* — Un mois après — réunion de la lèvre — tubercule dirigé verticalement en bas fixe et solide entre les deux maxillaires

OBSERVATION XLI.

Journal de Malgaigne, janvier 1844. Note de l'observation de Debrou. — Valet (d'Orléans) — lésion X — âge 3 mois. — *Opér.* — Procédé Blandin — compression du tubercule par bandelettes agglutinatives — 6 jours après suture des lèvres. — *Résultat.* — Mort par érysipèle.

OBSERVATION XLII.

Gazette des hôpitaux, 28 décembre 1852. — Bonnafont. — 3° genre. — Direction telle du tubercule, que si les dents eussent poussé elles eussent eu une direction d'arrière en avant et de bas en haut — nouveau-né. — *Opér.* — Procédé Blandin — Hémorr. — cautère actuel — avivement de Debrou — réduction facile du tubercule — appareil compresseur à double pelote et ruban de caoutchouc en avant pour maintenir le tubercule — suture de la lèvre vingt jours après. — *Résultat.* — Ne répond pas complètement à l'attente — tub. osseux tout à fait immobile, mais ayant accompli un mouvement de rotation à droite et en haut — Réunion labiale manquée en haut et d'un côté.

OBSERVATION XLIII.

Société chir., 2 janvier 1856. — Richet. — Enfant bien constitué — 10 à 12 jours. — *Opér.* — Résection du vomer — hémorrhagie qui manque d'étouffer l'enfant — perchlorure — compression par une bandelette engagée dans la perte de substance osseuse et dont les deux chefs sont ramenés sur le front — elle peut à grand'peine arrêter le sang. — *Résultat.* — Convulsions et mort.

Courmont.   8

OBSERVATION XLIV.

Thèse de M. Petiau, 1875, observation I. —Richet.—3° genre.—
Tubercule saillant de 2 centinètres, nez épaté et difforme— 4 mois
— *Opér.* — Application de la pince écraseur — enlèvement le quatrième jour avec partie du vomer — pas d'hémorr. — tubercule
refoulé et maintenu par bandelettes de diachylon — tubercule trop
large reste saillant — excision du tubercule au moyen de la pince
— pas d'hémorrhagie — réunion .abiale (emploi de fils de soie).
— *Résultat.* — Suture labiale ne réussit qu'en bas. — Quatre mois
après, amélioration de la réunion labiale—tubercule charnu est
relevé en sous-cloison — la réunion a lieu.

OBSERVATION XLV.

Thèse de M. Petiau, observation II. — Richet. — 3ᵉ genre. —
Trois tentatives de réunion labiale ont déjà échoué. — Brèche considérable— tubercule saillant de 3 centimètres— écarté des maxillaires de 2 centimètres de chaque côté. — 5 mois. — *Opér.* Le tubercule charnu est coupé avec un fil d'argent — pas d'hémorrhagie.
— Pince écraseur appliquée en arrière du tubercule, de manière à
l'enlever — trois jours après la portion mortifiée se détache — pas
d'hémorrhagie — on serre le pédicule osseux avec une ligature —
le sixième jour le tubercule tombe — dix-septième jour, réunion
des lèvres (fils de soie) — le nez se trouve complètement bouché. —
Résultat. — Deux jours après toutes les parties sont totalement sé-
parées. — M. Richet annonce à la mère que vers le printemps on
pourra tenter une nouvelle opération.

OBSERVATION XLVI.

Société chir., 22 avril 1868. — Broca. — 3° genre. — Tubercule
oblique de forme globuleuse — fragment de la lèvre supérieure
très-écartés — âge 2 mois et demi. — *Opér.* — Procédé de Blandin
— deux jets de sang — cautère galvanique — tubercule facilement
refoulé, mais trop large pour se placer entre les maxillaires —
avivement des quatre bords osseux — Quatre fils d'argent sont
passés à travers les os, puis tordus — avivement de la lèvre —
large dissection — suture entrecoupée métallique — tubercule
charnu relevé en sous-cloison. — Forte fièvre pendant trois jours
— vomissements. — *Résultat.* — Lèvre réunie — sous-cloison

coupée sur le fils — le fil supérieur a coupé les chairs — petit trou au dessous du nez. — Plus tard — suture osseuse du tubercule.

OBSERVATION XLVII.

Société chir., 22 décembre 1869. — Ribell. — 3ᵉ genre. — Nez aplati — âge 1 mois et demi. — *Opér.* — Selon la description de Broca — hémorrhagie. — *Résultat.* — Réunion labiale obtenue à droite seulement — nouvelle suture à gauche — elle réussit — après vingt-cinq jours — réunion du tubercule osseux à droite — à gauche, petite portion d'os nécrosé du côté du maxillaire — bourgeons charnus — après un an — suture réellement osseuse à droite.

OBSERVATION XLVIII.

Société chir., 31 mars, 1869. — A. Guérin. — 3ᵉ genre. — 7 mois. *Opér.* — Incision de la muqueuse sur le bord inf. de la cloison — pas une goutte de sang — décollement de la muqueuse — résection du vomer — avivement des quatre bords osseux — suture métallique — réunion labiale. — *Résultat.* — Au dixième jour — lèvre et sous-cloison réunies — nez un peu aplati — après quarante jours — tubercule encore un peu mobile — on enleve les fils d'argent — Après cinq mois — le tubercule osseux a toute la solidité désirable — dents sorties mais irrégulières. — Succès complet.

Cas du 2ᵉ genre.

OBSERVATION XLIX.

Mémoire de l'Acad. de Chir., t. IV, p. 417. — Louis. — 2ᵉ genre. Saillie faible du tubercule osseux. — 10 ans. — *Opér.* — Réunion labiale après redressement d'une dent. — *Résultat.* — Huit jours après aucune difformité extérieure.

OBSERVATION L.
(Bridget Russel)

Mém. de Butcher (obs. 2). — Butcher. — 2ᵉ genre (?) — gauche, le maxillaire avec sa gencive hypertrophiée se projetait droit en avant — maxillaire droit peu développé — l'enfant ne peut téter — il est presque mort de faim. — 12 jours. — *Opér.* — Fracture des bords osseux (comme dans l'obs. 1). — *Résultat.* — Guérison complète.

OBSERVATION LI.

Mém. de Butcher (obs. 5). — Butcher. — Bec-de-lièvre unilatéral — projection des maxillaires — l'os intermaxillaire et le
maxillaire droit formaient saillie en avant, à travers les parties
molles — la portion droite de la lèvre était fortement refoulée en
avant, presque au. niveau de la pointe du nez et plus d'à moitié
renversée en dehors.— Age 13 ans. — *Opér.* — La pièce d'os saillante fut saisie fort en arrière avec la pince à mors plats, puis
courbée fortement en arrière, en même temps qu'on lui impri-
mait un mouvement de rotation — l'os se fractura en travers avec
un bruit perceptible. — *Résultat.* — Quelque temps après —
réunion labiale — l'os s'était solidement réuni.

OBSERVATION LII.

Gaz. des Hop., 9 avril 1842. — Houston. — 2ᵉ genre. — Double
division de la voûte. — 3 mois, — *Opér.* — Excision de la partie
osseuse saillante et peut-être du bord saillant du maxillaire —
soixante heures après, réunion labiale parfaite — bronchite. —
Résultat. — Guérison parfaite.

OBSERVATION LIII.

Union médicale, 1853, p. 151. obs. IV. — Guersant. — 2ᵒ genre
— division double de la voûte et du voile tubercule un peu saillant
à droite. — 48 heures. — *Opér.* — Réunion labiale. — *Résultat.* —
Réunion complète sans encoche.

OBSERVATION LIV.

Union médicale, 1853, p. 151, obs. XII. — Guersant. — 2ᵒ genre
— difformité légère. — 5 semaines. — *Oper.* — Réunion labiale —
enlèvement des aiguilles — pas de désunion — toutes deux ont
produit des ulcérations qui suppurent — l'aiguille supérieure a
coupé en partie la peau. — *Résultat.* — Le lendemain rupture de
la cicatrice qu'on attribue à la pression exercée par l'os saillant —
on fait faire un appareil destiné à le repousser avant de recommen-
cer.

OBSERVATION LV.

Union médicale 1853. p. 151, obs. XIII. — Guersant. — 2ᵒ genre
division de la voûte et du voile. — Age 5 jours. — *Opér.* —Réunion

labiale — enlèvement des épingles le 3e jour. — *Résultat*. — Rupture de la cicatrice dans la journée.

OBSERVATION LVI.
(E. Ducoudray).

Union méd. 1853, p. 151, obs. xvi. — Guersant. — 2e genre — Légère saillie de l'os incisif — aplatissement de la narine correspondante — division de la voûte et du voile. — Age 12 jours. — *Opér*. — Réunion labiale — pince nasale. — *Résultat*. — L'enfant s'éteint le soir dans une espèce d'asphyxie d'après ce que rapportent les parents.

OBSERVATION LVII.

Soc. chir., 29 mai 1850. — Guersant. — 2e genre. — Voûte et voile divisés — écartement considérable des bords de la lèvre — nez écrasé. — Age 2 ans. — *Opér*. Dissection large des lèvres et ailes du nez — serre-fine de Guersant pendant 48 heures. — *Résultat*. — Guérison.

OBSERVATION LVIII.
(Albert Mendisco.)

Gaz. des hop., 16 nov. 1852. — Robert. — Bec-de-lièvre double — large fente de la voûte et du voile — tubercule dirigé en avant et en bas, mais tenant à droite au maxillaire. — Age, 15 mois. — *Opér*. — Appareil compresseur à pelotes latérales et plaque antérieure — un mois après, rapprochement très-notable des maxillaires — 2 mois 1[2 après, le tubercule est complètement refoulé en arrière — réunion labiale en deux temps — l'appareil est maintenu — eczéma de la face. — *Résultat* — Enfant complètement guéri — visage beaucoup plus régulier — mais les lèvres sup. et inf. ne joignent pas — il y a encore une fissure de la voûte.

OBSERVATION LIX.

Bull. de Thér. 1856, p. 153. — Goyrand. — 2e genre. — Saillie anguleuse considérable d'un des côtés de la division du bord alvéolaire — division de la voûte — l'écartement des os va en augmentant au dire de la mère. — Age, 11 mois.

Opér. — La saillie osseuse est abattue avec un bistouri à lame très-forte — dissection — réunion labiale — enlèvement des aiguilles — désunion après quelques heures — il reste un point d'adhésion au bord libre. — *Résultat*. — Réunion secondaire — l'enfant a vécu — les deux côtés du bord alvéolaire sont solidement réunis.

OBSERVATION LX.

Soc. chir., 19 janvier 1859. — Désormeaux. — 2ᵉ genre — divis. de la voûte. — 3 jours. — *Opér.* — Suture labiale le 5 novembre — joues rapprochées par les doigts d'un aide. — *Résultat.* — Le lendemain, bords de la plaie réunis, fils retirés — l'enfant meurt d'une entérite, le 26 novembre.

OBSERVATION LXI.

Soc. chir., 19 janvier 1859. — Désormeaux. — 2ᵉ genre. — large division de la voûte et du voile — os incisif saillant de 1 eentimètre à droite — uni au maxillaire gauche mais mobile sur lui — Age..... — 1ᵉ Opér. par un autre chirurgien — insuccès. — *Opér.* de Désormeaux..... — *Résultat.* — Division verticale cicatrisée — 8 jours après la largeur de la fente diminue sensiblement — saillie de l'os incisif presque moitié moins forte — après 12 jours saillie du tubercule presque nulle — Enfant revu plus tard. — saillie de l'os incisif reproduite par le développement de la dent incisive moyenne droite — le doigt ne peut plus pénétrer dans la fente alvéolaire.

OBSERVATION LXII.

Soc. chir., 26 février 1862. — Broca. — Division verticale à droite remontant à nn centimètre du grand angle de l'œil — fissure entre la branche montante du maxillaire et l'os propre du nez — fisssure alvéolaire de près de 2 centimètres — chairs plus écartées encore — fosse nasale droite largement ouverte — large division de la voûte — lèvre inférieure peu développée à droite. — Age 7 ou 8 ans. — 1ʳᵉ *Opér.* — par Chaumet de Bordeaux — insuccès. — 2ᵉ *Opér.* — Avivement des bords — dissection — incision transversale sous le nez — partie gauche de la lèvre déplacée latéralement pour être unie au bord droit de la division — suture — lame de plomb en gouttière contre l'action de la langue qui remue continuellement. *Suites.* — Forme du visage immédiatement rétabli d'une façon inespérée — cicatrice commence à céder de haut en bas. — incision parallèle a deux centimetres. — *Résultat.* —

Formes de la bouché et du nez parfaitement rétablies — il reste un trou au-dessous de la narine — écartement des maxillaires diminué.

OBSERVATION LXIII.

Soc. chir., 3 décembre 1873. — Duplay. — 2ᵉ genre — (à gauche) — cloison déviée. — 10 mois. — *Opér.* Avivement des bords osseux — tubercule fracturé à sa réunion au maxillaire droit — section de son point d'attache au vomer — suture métallique et coaptation des os — réparation de la lèvre. — *Résultat.* — Réunion de la lèvre — plus de saillie osseuse — fils métalliques enlevés au 20ᵉ jour — plus tard consolidation complète du tubercule.

OBSERVATION LXIV.

Gaz. hebdom., 8 avril 1864. — Simonnot. — 2ᵉ genre. — Saillie anguleuse en avant des maxillaires. — 4 jours. — *Opér.* — réunion — méthode à lambeaux — anse de fil sur les lambeaux renversés. — *Résultat.* — Réunion labiale. — Plus tard : la lèvre commence manifestement à déprimer la saillie anguleuse en avant des maxillaires.

Observations diverses.

OBSERVATION LXV.

Gaz. des hôp., 20 mai 1848. — Jobert. — Gueule de loup — mamelon osseux projeté en avant. — 9 ans — *Opér.* — Chloroforme — os incisif respecté — dissection étendue — elle permet de redresser le nez dévié — aiguille à la base du nez. — *Résultat.* — Réunion labiale — la saillie du tubercule commence à s'effacer — fente palatine se rétrécit — forme du nez améliorée.

OBSERVATION LXVI.
(G. Victor).

Mémoire de M. Guiet, Le Mans 1852. — Guiet. — 3ᵉ genre. — Mamelon informe — succion impossible. — 20 jours. — *Opér.* — ...Réunion labiale — Epingles enlevées après 5 jours — suppuration de leur trajet — bandelettes de diachylon — au 6ᵉ jour les cicatrices avaient cédé — Réunion secondaire à droite — 2ᵉ opération à gauche. — *Résultat*. — Réunion de la lèvre — après 10 mois rapprochement des maxillaires

OBSERVATION LXVII

Thèse de M. Petiau, obs. III — Richet. — Bec-de-lièvre double — division de la voûte et du voile — tubercule petit et à peine proéminent. — 4 mois et demi. — *Opér*. — suture labiale — fils de soie. — *Résultat*. — 2 jours après — le fil supérieur a seul tenu — bandelettes de diachylon — réunion secondaire

OBSERVATION LXVIII.
(Suzan Byran.)

Mémoire de Butcher, obs. IV. — Butcher. — Bec-de-lièvre double — absence complète des portions palatines des maxillaires — maxillaires déviés en avant et en haut — probablement absence des os incisifs. — Age 6 ans. — *Opér*. — Je saisis les bords déviés des maxillaires et je les courbai en arrière en fracturant la lame antérieure de l'os. — *Résultat*. — Mort.

OBSERVATION LXIX.

Soc. chir., 12 janvier et 20 avril 1859. — Chassaignac. — Bec-de-lièvre double — gueule de loup — pas de tubercule médian. — Age 7 semaines. — *Opér*. — Paraît avoir été une simple réunion de la lèvre supérieure — dissection large. — *Résultat*. — succès complet.

OBSERVATION LXX.

Soc. chir., 6 août 1867. — Depaul. — Bec-de-lièvre unilatéral — division de la voûte — l'os incisif a paru manquer — lèvre adhérente — cloison presque transversale. — 4 jours. — *Opér*. — Décollement étendu — réunion labiale. — *Résultat*. — Guérison.

OBSERVATION LXXI.

Gaz. hebd., 13 août 1858. — Wolkmann. — Bec-de-lièvre avec division du maxillaire et du voile. — Age 1 an. 1ʳᵉ *Opér*. — Coaptation des os — résultat favorable, — 2ᵉ *Opér*. — Réunion des fragments atrophiés de la lèvre supérieure — cyanose arrêt de la respiration — enlèvement des points de suture — 4 heures 1|2 après nouvelle réunion. — 2 heures après l'enfant étouffe — suture enlevée de nouveau mais trop tard. — *Résultat*. — Mort.

OBSERVATION LXXII.

(Girardin François.)

Soc. chir., 11 juin 1856. — Huguier. — Bec-de-lièvre unilatéral — division de la voûte et de la voile — nez aplati à droite. — Age 15 ans. — *Opér.* — Un lambeau de 1 centimètre de large est pris à la lèvre et renversé en arrière entre les bords de la division de la voûte — il est soutenu par des fils traversant la cloison — incision ransversale sous le nez pour aider le rapprochement de la lèvre — suture entortillée. — *Résultat.* — Réunion de la lèvre.

OBSERVATION LXXIII.

Thèse de M. Périat. — Obs. de Warmont. — Guersant. — 3e genre — 25 mois. — *Opér.* — X. — *Résultat.* — Mort.

OBSERVATION LXXIV.

Thèse de M. Périat. Observation de l'auteur. — Guersant. — 3e genre — 25 mois. — *Opér.* X... — Insuccès.

NOTE A.

Dans l'article de la deuxième année de son journal, où il propose l'accolement des lambeaux renversés, M. Malgaigne fait remarquer « combien les livres de médecine opératoire, si riches en descriptions de procédés, sont pauvres au point de vue des résultats. » Il serait vraiment important, quand on parle d'une opération destinée à réparer une difformité de la face, de pouvoir formuler à cet égard un jugement sérieux, mais c'est ici une chose difficile ; non-seulement parce que les documents sont souvent insuffisants, mais surtout parce qu'il ne s'agit pas d'un résultat brut. Tel résultat qui par l'un sera jugé excellent, paraîtra médiocre à un autre, et l'on est réduit à n'accepter qu'avec réserve les observations. Nous croyons cependant, qu'en somme, des quatre opérations proposées contre la saillie du tubercule, celle de Franco a jusqu'ici donné les résultats les plus avantageux.

La résection du tubercule médian, quoiqu'elle fasse perdre les dents incisives et une portion de la mâchoire, ne donne cependant pas un résultat aussi désavantageux qu'on pourrait le croire : nous avons vu plusieurs sujets qui avaient été opérés de cette manière dans leur enfance, et chez lesquels la difformité et la gêne étaient certainement moindres que s'ils eussent conservé un os intermaxillaire mobile et des dents irrégulièrement saillantes. *Compendium* III, p. 535.

M. Gosselin a vu un malade de 60 ans opéré de Dupuytren. Le résultat était réellement très-beau. (Soc. chir., 9 janvier, 1856.)

M. Michon... Alors il est préférable de faire l'ablation de ce tubercule. M. Michon a procédé deux fois de cette façon et avec succès. Dans un premier cas sur une jeune fille de 15 mois... L'enfant est même devenue une assez jolie personne. Dans le second cas chez un enfant de deux ans, horrible à voir. Le succès a été assez heureux pour que le visage soit aujourd'hui plutôt agréable que disgracieux. (Soc. chir., 9 janvier 1856.)

Ces quelques témoignages ont un grand intérêt. On pourrait craindre *a priori* que la suppression du tubercule ait pour conséquence forcée une difformité irréparable. L'avantageuse simplicité du procédé se trouverait effacée devant cet inconvénient. On voit que cette opinion ne serait pas exacte.

Il serait vraiment désirable que les chirurgiens prissent soin de faire représenter leurs opérés après la guérison. Une image photographique de face et de profil serait ici le meilleur des documents. Le profil est important au point de vue de la saillie du nez.

NOTE B.

Remarquons ici la facilité avec laquelle on déclare souvent, guérison ; opération complètement réussie.

Chez le premier de ces enfants :

« La saillie du tubercule incisif qui avait disparu, semble s'être reproduite par suite du développement de l'incisive moyenne droite... Mais il paraît bien évident que ce défaut de régularité disparaîtra par suite du développement de la deuxième incisive droite sur l'autre côté de la fente. Le doigt ne peut plus pénétrer dans la division palatine. »

Le second de ses enfants est opéré le 5 novembre, il meurt d'entérite le 26.

Autre exemple : Le fait de Robert :

Le rédacteur du Bulletin clinique de la *Gazette des Hôpitaux* nous dit qu'au 9 novembre l'enfant est complètement guéri et il ajoute :

« La lèvre supérieure est assez régulière, cependant elle ne touche pas en son milieu la lèvre inférieure... On voit encore, en faisant ouvrir la bouche, un léger écartement du maxillaire à gauche. »

Ainsi, chez un enfant déclaré complètement guéri, les lèvres supérieure et inférieure ne joignent pas; il y a une division des maxillaires et peut-être du voile.

Réunir la lèvre divisée, voilà ce qu'on appelle très-souvent guérir un bec-de-lièvre compliqué. On ne l'oubliera point en parcourant le tableau d'observations.

NOTE C.

Le contraste est trop curieux pour n'être pas signalé aux personnes qui croient que l'aptitude à supporter le traumatisme n'est pas la même dans les différentes races.

M. Léon Le Fort dit dans sa Médecine opératoire, page 499 :

Cette influence (de la race) difficile à démontrer scientifiquement me paraît extrêmement probable ; et ce que j'ai vu en parcourant les États et les hôpitaux de l'Europe, m'a convaincu qu'il faut se mettre sérieusement en garde contre une dégénérescence physique de la race française. Une nation qui depuis trois quarts de siècle, a vu périr sur d'innombrables champs de bataille plusieurs millions de ses plus robustes enfants, qui grâce à la conscription a pendant de longues années imposé le célibat militaire à la partie la meilleure — partie au point de vue physique — de sa population, pour livrer librement la reproduction de la race à tous ceux qu'un vice de conformation, une mauvaise santé, des tubercules ou de la scrofule rendaient impropres au service militaire, ne peut pas après soixante-dix ans d'un pareil système, avoir conservé toute sa vigueur première. Il faut tenir compte également de l'influence du régime si différent de l'ouvrier anglais et de l'ouvrier parisien.

La question se trouvant posée, elle est d'une importance trop haute pour qu'on puisse en laisser passer inaperçus les moindres éléments, quand on les rencontre sur son chemin.

NOTE D.

Il n'est pas indifférent d'être prévenu des difficultés qu'on rencontrera le plus souvent, à faire accepter aux parents une attente de plusieurs années.

Ils veulent l'opération quand même et de suite, et leurs instances sont telles, qu'elles ont entraîné bien des fois les chirurgiens à pratiquer des opérations qu'ils désapprouvaient. Les témoignages des auteurs abondent sur ce point.

Il semble que ces difformités congénitales aient, pour les parents, quelque chose de plus pénible que les difformités acquises.

Encore une fois, leur insistance en faveur de l'opération immédiate peut être inspirée par les sentiments les plus légitimes, mais il paraît y avoir là, dans certains cas, quelque chose de moins avouable. Il est bon d'en être averti.

Pour un cas que nous trouvons mentionné dans le Mémoire de Butcher, ou une mère sait attendre six ans pour assurer à l'opération les chances les plus favorables, combien d'exemples tout différents.

Voici quelques citations qui viennent à l'appui de ces remarques.

Il faut bien l'avouer, les parents pressent souvent le chirurgien parce que bon nombre d'entre eux ont de la répulsion pour un enfant difforme et que quelques-uns, sans le dire ouvertement, aiment mieux voir mourir cet enfant, que d'avoir longtemps sous les yeux le spectacle de sa difformité... Un chirurgien, sage et consciencieux ne doit pas céder à des motifs de cette nature (Denonvillers, discours. Soc. chir., 9 janv. 1856).

Il y a des cas, on n'en saurait douter, où le chirurgien a, pour ainsi dire, la main forcée, surtout pour les enfants de la classe la plus élevée de la société. Les parents veulent l'opération quand même et sur le champ (Verneuil, 13 mai 1857. Soc. chir.).

L'enfant d'un officier fut apporté à M. Michon, peu de jours après sa naissance. La mère ne voulait pas voir ce petit monstre. Les parents, sans se faire connaître, firent admettre l'enfant à l'hôpital, dans le service de M. Guersant, qui se décida à intervenir. La mort survint trois jours après (Soc. chir., 9 janv. 1856).

.... Un échange de renseignements, entre MM Guersant, Marjolin et Desormeaux (qui était ici l'opérateur), apprend que l'enfant dont il s'agit était atteint de convulsions depuis sa naissance, et que cet accident avait été soigneusement caché par les parents Soc. chir., 2 février 1859.

Bien que M. Roux, comme la plupart des chirurgiens, ait pour principe de ne pas opérer les enfants nouveau-nés, cependant, deux fois, les instances des parents ont été telles, qu'il n'a pu s'y refuser (*Gaz. des Hôp.*, 19 nov. 1831).

Voyez encore une autre clinique de Roux. (*Gazette des hôpitaux*, 29 janvier 1846).

La thèse de M. Petiau, (obs. 1.)

Il y a plus. Nous avons rencontré dans nos lectures l'histoire d'une mère qui laissait littéralement mourir de faim son enfant. La cause du dépérissement ayant été découverte et une opération assez heureuse étant intervenue, elle consentit à en prendre soin. Nous n'avons pu retrouver cette observation.

BIBLIOGRAPHIE FRANÇAISE.

AUTEURS ANCIENS.

Dudon. — Lettre à MM. les professeurs de la Faculté de médecine de Paris. 1818, in-8.

Enaux. — Obs. sur l'opér. du bec-de-lièvre in nouveaux Mémoires de l'Acad. de Dijon. 1783, 2º semestre, p. 19.

Fouillot. — Divis. congénitale des lèvres et du voile. Th. de Paris, 1820, nº 109.

Franco. — Traité des hernies... et autres excellentes parties de la chirurgie... à Lyon, par Thibauld Payan. 1561.

Herissant. — Observ. sur le dedans extraordinaire de la bouche d'un enfant né bec-de-lièvre. In Acad. des sciences de Paris. 1743, p. 80.

Jourdain. — Lettre à M. Levret, etc. Journ. de méd., chir. et pharm. T. XXXIX, p. 163. Réponse de M. Levret. *Id.*, p. 543.

De Lafaye. — Mémoire sur les becs-de-lièvre venus de naissance. In Mém. de l'Acad. de chir. T. I, p. 449, fig.

Laroche. — Dissertation sur les monstruosités de la face. Th. de Paris, 1823, nº 41,

Levret. — Nouvelles obs. sur l'allaitement des enfants. Journ. de méd., chir. et pharm. T. XXXVII, p. 246.

Louis. — Mém. de l'Acad. de chir. T. IV, p. 383.

Muys. — Praxis chirurgica rationalis. Lug. Bat., 1683.

Pibrac. — Contre l'abus des sutures, Mém. de l'Acad. dé chir. T. III.

Tenon. — Mémoire sur quelques vices de la voûte palatine. 1816.

Valentin. — Recherches critiques sur la chirurg. moderne. (Contre Louis.) Amsterdam, 1770.

AUTEURS MODERNES.

Agasse. — Journal de chirurgie de Desault. T. II, p. 240.

Ancelon. — De l'opération du bec-de-lièvre immédiatement après la naissance. Union méd., 1848.

Bérard et Roux. — Art. du Dict. en 30.

.Bitot. — Cas de bec-de-lièvre médian. Journal de méd. de Bordeaux, 1851-1852.

Blandin. — Art. Bec-de-lièvre in Dict, de méd. et de chir. pratiques. 1830.

Blandin. — Cas de bec-de-lièvre compliqué de saillie de l'os intermaxillaire, In Journ. de Malgaigne, 1843.

Blandin. — Gaz. des hôp., 14 janvier 1843.

Bonnafont. — Obs. d'un bec-de-lièvre double très-compliqué, etc. Gaz des hôp., 28 déc. 1852.

Bouisson. — Article Bec-de-lièvre du Diction. Dechambre. T. VIII, 1868.

Boymier. — Du bec-de-lièvre, de son anatomie path, etc. Th. de Paris, 1860.

Cabaret. — Revue thérapeutique du Midi. 1853.

Carrez. — Bull. gén. de Thér., 1862. p. 167.

Compendium, t. III.

Coste. — Histoire gén. et partic. du développement, etc. T. I, fasc. 2, 1848.

Davis. — Cas de bec-de-lièvre congénital double, avec division de la voûte et du voile du palais. American Journal of Medical Science et Gaz. méd. de Paris, 1842, p. 297.

Debrou (d'Orléans). — (Cas de bec-de-lièvre compliqué opéré par). Journal de Malgaigne, 1844, p. 28.

Delore (de Lyon). — Opération de bec-de-lièvre avec staphyl. et ouranoplastie. In Bull. de la Soc. chir., 1865 (?)

Demarquay. — Article Bec-de-lièvre du Dict. Jaccoud. T. IV, 1865.

Desault. — OEuvres chir. T. II. Mémoire rédigé par Bichat.

Desault. — Journal de chir. T. I, p. 97.

Dubois (Paul). Mémoire sur le bec-de-lièvre et le moment le plus opportun pour l'opérer. Bull. acad. de méd., 1845, p. 760.

Dubreuil. — Gaz. médic. de Paris. 1835.

Dupuytren. — Leçons orales, t. IV.

Dupuytren. — Gaz. des hôp. 1832.

Geoffroy-Saint-Hilaire. — Histoire des anomalies de l'organisation. Paris, 1832, t. I.

Germand (de Poligny). — Gaz. des hôp., 1836.

Giraldès. — Leçons sur les maladies chirurgicales des enfants, 1868.

Gorré. — Gaz. méd. de Paris, 1843.

Goyrand. — Moyen d'assurer la cicatrisation de la suture labiale. Bull. gén. de thér., 1856.

Courmont.   9

GUERSANT. — Rapport sur un travail de Mirault relatif à la suture entrecoupée. Bull. Soc. chir. 1850, p. 219 et 455.

GUERSANT. — Réflexions sur l'opération du bec-de-lièvre. Gaz. des hôp., 1858, p. 95.

GUERSANT. — Notices sur la chirurgie des enfants. 1865.

GUIET. — Opér. du bec-de-lièvre congénital, quelques considérations sur l'âge auquel il convient de la faire, suivies d'une observation de bec-de-lièvre double congénital, compliqué, etc. Le Mans, 1852.

HAMY. — De l'os intermaxillaire de l'homme à l'état normal et pathologique. Th. de Paris, 1868.

HENRY. — Union médicale, 1853.

HOUSTON. — Gaz. des hôp., 1842.

JOBERT. — Gaz. des hôp., 20 mai 1848.

JOURDAN. — Lancette française, 27 fév. 1830.

Hte LARREY. — Sur les perforations et divisions de la voûte palatine. Rapport à la Soc. méd. d'émulation. Séance du 4 décembre 1858. Publication de l'Union médicale, 1859.

MIRAULT. — Sur l'opér. du bec-de-lièvre considéré dans ses divers états de simplicité et de complication. Journal de Malgaigne, 1844 et 1845.

MIRAULT. — De la suture entrecoupée, substituée à la suture entortillée, etc. Soc. chir., 1857.

MIRAULT. — Mémoire sur la résection sous-périostée du vomer.

MOREL-LAVALLÉE. — Bull. gén. de thér., 1844.

NÉLATON. — Gaz. des hôp., 1845.

NORMAND. — De l'emploi des appareils compresseurs dans le cas de bec-de-lièvre compliqué de division de la voûte palatine et de la saillie du tuberc. médian. Bull. thér., 1853, p. 254 et 447.

PÉRIAT. — Recherches historiques sur l'opération du bec-de-lièvre. Th. de Paris, 1857, n° 74.

PETIAU. — Contribution à l'étude du traitement du bec-de-lièvre double compliqué. Th. de Paris, 1875.

PHILIPPS. — Du bec-de-lièvre double compliqué de l'écartement des maxillaires. Bull. de thér. Octobre 1847.

REVERDIT. — Bec-de-lièvre double. Fente de la voûte palatine. Tubercule osseux contenant trois incisives. Bull. Soc. chir., 1856.

A. RICHARD. — Sur la vraie nature de la fissure labio-palatine. Archives gén. de méd. Avril 1851.

Richet. — Gaz. des hôp., 1861.

Robert. — Gaz. des hôp., 1852.

Roux. — Quarante années, etc. T. I.

Sabatier-Dupuytren. — Médecine opératoire, 1832. T. IV.

Sédillot. — Nouveau procédé permettant d'augmenter la hauteur de la lèvre dans les opérations de bec-de-lièvre, etc. Acad. des sciences. T. XLIII, 1856.

Sédillot.— De l'opér. du bec-de-lièvre compliqué d'une double fissure nasale par un nouveau procédé chéiloplastique. Acad. des sciences, 31 août 1863.

Serre. — Traité de l'art de restaurer les difformités de la face. Montpellier, 1842.

Simonnot. — Gaz. hebdom., 1864.

Thévenin. — Considérations sur le traitement du bec-de-lièvre compliqué. Th. de Paris, 1866.

Van Camp. — Bec-de-lièvre compliqué opéré avec succès à l'aide d'un nouvel appareil. Gaz. méd., 1848, p. 256.

Verneuil.— Bec-de-lièvre compliqué opéré quelques jours après la naissance. Insuccès. Réflexions. Bull. Soc. chir., 1857, p. 491.

Vidal (de Cassis). — Traité de path. externe. T. III.

Wolkmann (de Halle). — Mort subite après une opération de bec-de-lièvre. Gaz. hebd. 1858, p. 580.

Bulletins de la Société de chirurgie. Passim. Cette collection nous paraît être le document le plus important sur la question. Voy. surtout l'année 1856.

Les divisions congénitales des lèvres, de la voûte et du voile du palais et de leur traitement. Paris, 1842 (pas de nom d'auteur). Cat. de la Bib. nat., p. 454.

BIBLIOGRAPHIE ÉTRANGÈRE.

Andræ. — Einige fälle von Hasenscharte. Schmidt's Jahrb., 15, 44.

Benedict (Breslau). — Schmidt's Jahrb., II, p. 210.

Billroth. — Arch. für Klinik Chir., II, p. 651.

Blasius. — Schmidt's Jahrb. II, p. 210.

Bryant. — Guy's hospital Reports, 3, ser. VII, p. 1 — 101. 1861.
 — The Surgical diseases, of Children, etc. March 1863, 6.

Busch. — Chirurg. Beobacht, 1854, B. 38.

Richard Butcher.—Des procédés opératoires que nécessite le traitement du bec-de-lièvre. Traduit de l'anglais par Testelin. Extrait du Journal publ. par la Soc. des sciences médicales et naturelles de Bruxelles.

Butcher. — Dublin Quarterly Journal, Febr. 1856.

Samuel Cooper. — Dictionnaire de chirurgie.

Eckoldt. — Sur un bec-de-lièvre compliqué. Leipzig, 1804.

Esmarch. — Schmidt's Jahrb., 108, 394.

Flajani. — Collezione d'osservazioni, etc. T. III, obs. 80 et 81.

Hermann Friedberg. — Cas de bec-de-lièvre compliqué. Procédé autoplastique, in British and Foreign med. chir. Review, t. VIII, 1856.

Heister. — Institutiones chirurgicæ. Amsterdam, 1739.
 — Dissert. de labiis leporinis. Helmstad, 1744.

Joseph (Breslau).— Gunsburgs Zeitschr. für med., 1851. Bd. VIII, p. 179.

Lawson. — Cyanose bei Hasenscharte Eigenthumlich Aussichten über die Wirkung des Blüverlustes Schmidt's Jahrb. 119,179.

Lehmann. — Fall von hernia cerebri, etc. Schmidt's Jahrb., 100, 170.

Murray de Brigton. — Bec-de-lièvre héréditaire et pertuis de la lèvre inférieure. In British and foreign med. chir. Review. T. XXVI, 1860, p. 502.

Rau Daniel.— Dissertatio sistens observationes nonuullas de labio leporino cum proeminentiâ maxillæ superioris complicato. Berlin, 1816.

Roonhuysen. — Genees en heelkonstige aanmerkingen. Amsterdam, 1672, p. 194-226.

SANDIFORT. — De Labio leporino duplici et complicato, in Obs. anat. path., lib. IV, 1781.

SCHREGER. — Doppelte Hasenscharte mit Wolfsrachen operirt mit Erfolg. Med. Annalen von Ammon und Pierer, 1828, p. 1338.

SIEBOLD-CASP. — Obs. de singulari et curatu perdifficili labio leporino. Nov. act. Acad. natur. curios. T. VI, p. 223, fig. 1778.

SONSIS. — Mem. chirurg. sul labio leporino complicato. Crémone, 1793.

STEINLEN (Saint-Gall). — Uber die operation nach Blandin Langenbecks. Arch., III, p. 125.

VROLIK. — Acranie an dem theilweise doppelten Kopfe eines Ausgetragenen Kindes — beiderseitige Hasenscharte spina bifida Schmidt's Jahrb., 110, p. 167.

HAYNES WALTON. — On complicated Har lip. (Braithwaite's Retros. of med. and sur., 1848.)

WEBER (de Bonn). — Sur l'os intermaxillaire de l'homme. Bull. des sciences médicales. T. XIII-XIV.

WOLKMANN. — Zur Odontologie der Hasencharte. Langenbeck. Arch., II, p. 228.

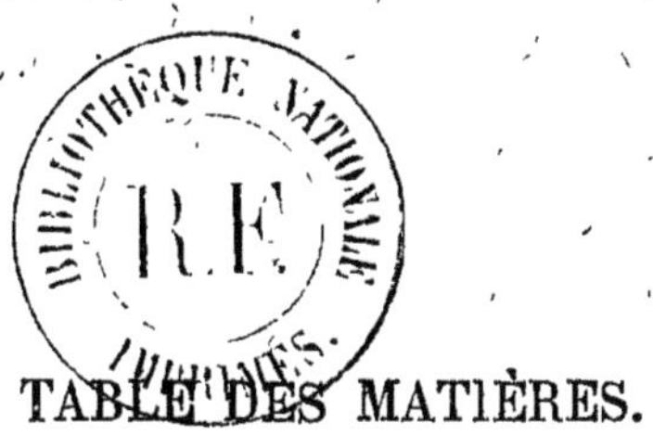

TABLE DES MATIÈRES.

Paris. A. Parent, imprimeur de la Faculté de Médecine. rue M^r-le-Prince. 31.

9 782019 671518